汉竹编著·健康爱家系列

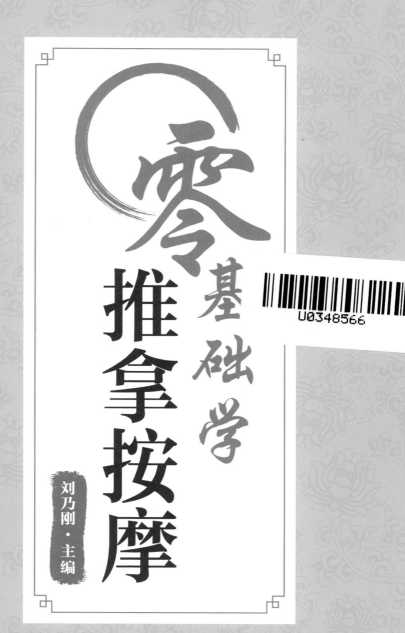

零基础学

推拿按摩

刘乃刚·主编

U0348566

江苏凤凰科学技术出版社

全国百佳图书出版单位

·南京·

主　编：刘乃刚

副主编：刘海燕　刘　畅　游安江

编　委：胥荣东　王　旭　李　辉　史榕荇

　　　　王鹰雷　杨　帆　刘玉秀　王金平

导读

落枕了，去医院太费事，如何居家按摩缓解？

听说女性痛经按揉三阴交可快速止痛，是真的吗？

推拿按摩时，是哪里痛就按哪里吗？

自己按摩，找不准穴位怎么办？

……

这些常见问题在本书中可以找到答案。

本书用通俗易懂的语言讲解了推拿按摩的基础知识，方便初学者轻松入门，还能让初学者在学习、了解推拿常识和推拿手法的基础上，学会生活中 53 种常见病的推拿手法，以及 12 种日常保健方法。

本书的特色是对一些常见疾病进行分型，不同证型的同一疾病推拿手法也会有所不同，这样会让推拿调理更加有针对性。本书中的推拿步骤图解详细，并配有推拿操作视频，让零基础爱好者也能轻松学推拿。

这是一本适合居家保健的养生书，每天腾出一点时间，推一推，按一按，激发身体自愈力，畅通气血，防病保健。

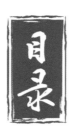

目录

第一章

推拿按摩，从零开始学

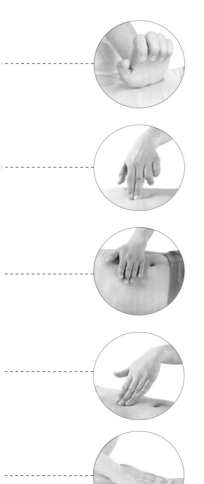

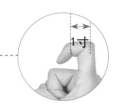

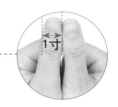

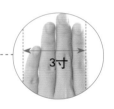

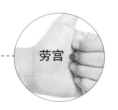
劳宫

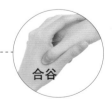
合谷

第二章

学会推拿，颈肩腰腿不痛不酸

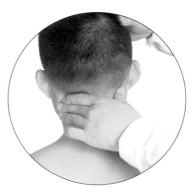

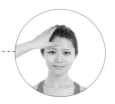

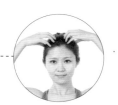

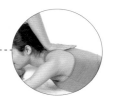

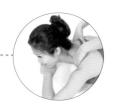

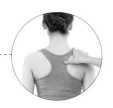

第三章

推推按按，缓解常见内科疾病

第四章

推拿保健远离男科、妇科疾病

第五章

日常保健，这样推拿很有效

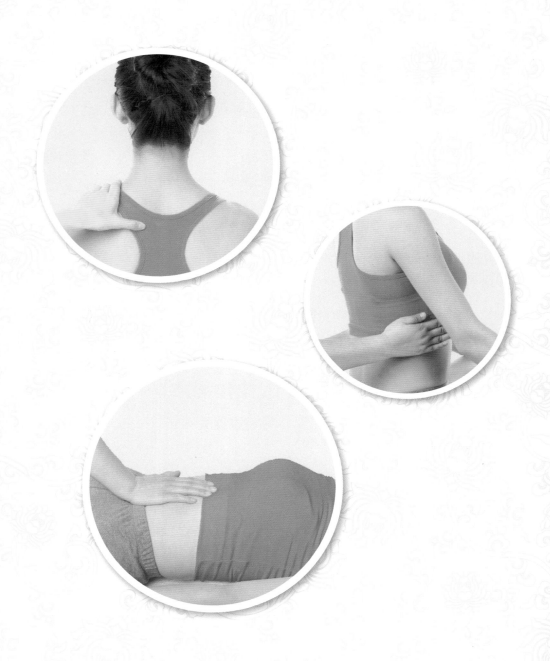

第一章

推拿按摩，从零开始学

中医推拿是一种绿色疗法，而且容易操作，副作用较少，特别适合居家保健。

本章主要介绍了推拿的一些基础知识，如推拿手法和推拿时的一些注意事项等，为后面学习推拿疗法打下基础。

推拿为什么能够保健治病

推拿是通过一定的手法作用于人体体表的经络、穴位和特定部位，以调节机体的生理状况，从而达到保健治病的目的。那么推拿为什么能够保健治病呢？推拿会对人体产生哪些功效？可以从中医原理和现代医学原理两个方面来解释。

中医原理

推拿治疗的主要手段是手法，手法在推拿治疗中起着关键性作用。规范、熟练、恰当的手法，如操作的方向、频率的快慢、用力的轻重、手法刺激的性质与治疗的部位、穴位以及患者的病情、体质强弱相结合进行运用，可以发挥其调整脏腑、疏通经络、调和气血、理筋整复等作用。

调整脏腑

疾病的发生、发展及其转归的过程是人体正气和邪气相互斗争、盛衰消长的结果。脏腑有受纳排浊、化生气血的功能，当脏腑功能失调时，则受纳有限、化生无源、排浊困难，从而正气虚弱、邪气壅盛。推拿手法通过作用于人体体表上的相应经络腧穴，可以改善脏腑功能，使机体处于良好的状态，从而增强机体抵抗力。

疏通经络

经络是人体气血运行的道路，具有"行气血而营阴阳、濡筋骨、利关节"的作用。当气血不和，外邪入侵，经络闭塞，就会产生疼痛、麻木等症状。推拿手法通过对人体体表的直接刺激，推动气血的运行，通过对人体体表"做功"，产生热效应，加速了气血的流动，从而防止气滞血瘀，达到疏通经络的目的。

调和气血

营卫气血运行可贯通表里内外，渗透到脏腑肌腠，使全身成为一个协调统一的整体。营卫相通，气血调和，机体皆得其养，则内外调和，阴平阳秘。推拿根据具体情况而运用不同的手法，以柔和的力量循经络，按穴位，通过经络的传导调节全身，调和营卫气血，使机体保持健康。

理筋整复，滑利关节

筋骨、关节受损，致使脉络损伤，气滞血瘀，又肿又痛，影响肢体关节活动。通过按摩经络，可以舒筋活络，散结消肿，使受伤部位痊愈。具体体现在以下三个方面：一是推拿手法作用于筋骨、关节损伤局部，可以促进气血运行，消肿祛瘀，理气止痛；二是推拿的整复手法可以通过力学的直接作用来纠正筋出槽、骨错缝，达到理筋整复的作用；三是适当的被动运动手法可以起到松解粘连，滑利关节的作用。

现代医学原理

推拿手法从表面上看是一种机械力的刺激，但熟练而高超的手法可以产生"功"，一方面直接在人体起着局部治疗作用，另一方面可以转换成各种不同的能量，对人体的神经、循环、消化、内分泌、运动等系统产生一定的影响，从而治疗不同疾病。

调节神经系统

推拿对神经系统有一定的调节作用。手法刺激可通过反射传导途径来调节中枢神经系统的兴奋和抑制过程。研究表明，以较强的手法刺激健康人的合谷和足三里，发现脑电图中 α 波增强，说明强手法的经穴推拿能引起大脑皮质的抑制；而在颈项部施用有节律的轻柔手法也可使受试者脑电图的 α 波增强，达到与经穴强刺激同样的效应。失眠患者接受推拿时，常常在推拿过程中入睡；而嗜睡者在接受推拿后却神清目明、精力充沛，说明推拿对中枢神经系统具有双向调节作用。

各种推拿手法的刺激部位和治疗穴位，大多分布在周围神经的神经根、神经干、神经节段和神经通道上。手法的刺激作用可改善周围神经装置及传导径路，促使周围神经产生兴奋，以加速其传导反射。同时推拿手法还具有改善局部血液循环，改善局部神经营养状况，促使神经细胞和神经纤维恢复的作用。

促进血液循环

推拿手法作用于体表，其压力传递到血管壁，使受阻的血液骤然流动，使血流旺盛，流速加快。而且，推拿手法有节律的机械刺激还可迫使血液提高流速，从而降低血液黏稠度，使流速与黏稠度之间进入良性循环状态。

总之，推拿通过放松肌肉，可以改变血液高凝、高黏状态，加快血液循环，改善微循环和脑循环，可用于缓解高血压、冠心病、动脉粥样硬化等疾病。

调理肠胃功能

推拿手法的直接作用力可促使胃肠管腔发生形态改变，促使其内容物运动和变化，加快胃肠蠕动速度，从而加快或延缓胃肠内容物的排泄过程。

推拿手法的刺激信号，通过神经、经络的传导反射作用，可增强胃肠的蠕动和消化液的分泌，促进肠胃对食物的消化、吸收过程，加强消化系统的功能。

调节内分泌

按揉糖尿病患者的脾俞、膈俞、足三里，擦背部足太阳膀胱经，部分患者的胰岛功能会增强，血糖有不同程度的降低，尿糖转阴，"三多一少"的症状有明显改善。若施用一指禅推法治疗甲状腺功能亢进患者，可以使其心率较治疗前有明显减慢，其他症状和体征都有相应改善。

缓解肌肉疲劳

推拿通过肌肉的牵张反射直接抑制肌痉挛，也可以通过消除痛源而间接解除肌紧张，从而能够有效地放松肢体，消除骨骼肌的过度紧张和僵硬，使肌肉组织保持正常弹性，防止肌肉过度疲劳，促进体能恢复。

镇静止痛

推拿可使软组织得到放松，改善血液循环以促进外周致痛物质的稀释、分解和清除，因而有较好的止痛作用。推拿手法的刺激信号可抑制疼痛信号的传递，达到镇痛的效果，对劳损和体育锻炼等造成的疼痛以及诸多慢性疼痛都有良好的效果。轻柔的推拿按摩手法既可以镇痛，也能使人产生愉悦感。

了解推拿 8 种基本治法，辨证施治

推拿疗法以中医基本理论为依据，包括补虚泻实，扶正驱邪，调和阴阳，使气血复归于平衡，达到治病的目的。根据手法的性质和作用，结合治疗的部位和穴位，推拿疗法有温、通、补、泻、汗、和、散、清八法。

温法

功效：温法具有温通经络、舒筋活血的作用。

手法：作用面积小，渗透力相对较强的摆动类和挤压类手法，其中以擦法、点法、按法、捏法、拿法、拔法等较为常用。

适用病症：适用于慢性筋伤、寒证等疾病。如神经根型颈椎病，因其为慢性退行性病变，骨质增生刺激与压迫神经根，用以上手法推拿相关的穴位，可促进气血的运行，使局部产生温热胀痛感，从而逐渐改善症状。

通法

功效：通法具有活血止痛、松解粘连的作用。

手法：作用面积相对较大，轻重交替的挤压类手法和摩擦类手法，其中以推法、擦法、按法（双掌重叠按法）、点法、捏法、拿法、拔法较为常用。

适用病症：适用于经久难愈的慢性损伤。如肩周炎的慢性缓解期，多表现为肩臂酸痛，同时伴有麻木，甚至功能障碍，应用以上手法温通经络，松解粘连，可达到止痛以恢复功能的作用。

补法

功效：补法具有补益气血、强筋壮骨的作用。

手法：作用面积广泛，压力轻柔的摩擦类手法、振动类手法和叩击类手法。其中以摩法、擦法、搓法、振法、拍法等较为常用。

适用病症：适用于经久难愈的慢性积累性损伤。如慢性腰肌筋膜劳损者，平素体虚，外感风、寒、湿邪，留滞筋脉而发病，用以上手法治疗相关部位或穴位，可达到舒筋壮骨的作用。

泻法

功效： 泻法具有泻下、疏通的作用。

手法： 作用面积相对广泛，以压力轻重交替的摩擦类手法和挤压类手法为主，其中按法、点法、捏法、拿法、摩法、推法较为常用。

适用病症： 适用于腹痛、便秘和痛经等病症。当腹气不通时，摩腹，按天枢、支沟等穴，可以调理脾胃、行滞通腑。

汗法

功效： 汗法具有发汗解表的作用。

手法： 作用面积小，压力重，刺激性较强的摆动类手法、挤压类手法和叩击类手法，如一指禅推法、点法、按法、捏法、拿法、拨法、拍法等。

适用病症： 适用于外感风寒和外感风热两类疾病。对外感风寒，用柔和轻快的拿法，可使腠理疏松，患者感觉周身舒适，病体豁然而愈。

和法

功效： 和法具有调和气血、平调阴阳之意。

手法： 作用面积广泛，动作幅度相对较大，压力由轻至重，再由重至轻的摆动类手法、摩擦类手法和挤压类手法，如揉法、摩法、推法、抹法、捏法、拿法等。

适用病症： 适用于病在半表半里的情况。如少阳证，在背部和四肢用揉法，可以调和气血。在两胁部用轻柔和缓的掌推法，可以和脾胃、疏肝气。

散法

功效： 散法具有行气散瘀、活血祛瘀等作用。

手法： 作用面积小，压力相对较重的摩擦类手法和挤压类手法，如指摩法、指推法、肘推法、指按法、拨法、点法、捏法、拿法等。

适用病症： 损伤后有血瘀者，用本法可行气活血、消肿止痛。

清法

功效： 清法有清热解毒、凉血止血等作用。

手法： 作用面积广泛，压力稍重的摩擦类手法和挤压类手法，如按法、点法、捏法、拿法、推法、抹法、擦法等。

适用病症： 病在表者，用本法可以清热解表。

牢记常用推拿手法，
对症推拿才有效

中医推拿手法的种类名称很多，有些名同法异，有些法同名异，有的根据动作形态分类，有的根据操作的要求分类，有的根据手法的方式分类。为了便于掌握，应用方便，这里介绍中医常用的临床推拿手法及其操作要领。

基本手法

基本手法操作视频

滚法

操作手法 用第五掌指关节背侧吸附于治疗部位，将腕关节的伸屈动作与前臂的旋转运动相结合，使小鱼际与手背在治疗部位上做持续不断的来回滚动的手法。

推拿要点 肩、臂尽可能放松，肘关节微屈。

推拿功效 压力大，接触面积大，适用于肩背、腰臀及四肢等肌肉较丰厚的部位。此推拿手法具有舒筋活血，滑利关节，缓解肌肉、韧带痉挛的作用。

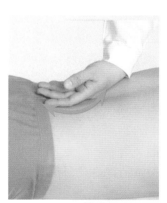

滚法

一指禅推法

操作手法 分别用拇指指端、指腹或偏峰着力于一定部位或穴位上，腕部放松、沉肩、垂肘、悬腕，肘关节略低于手腕，以肘部为支点，前臂主动摆动，带动腕部摆动和拇指关节做屈伸活动。

推拿要点 腕部摆动时，尺侧要低于桡侧，使产生的"力"持续地作用于治疗部位上。压力、频率、摆动幅度要均匀，动作要灵活。

推拿功效 接触面积小，渗透度大，适用于全身。此法具有舒筋活络，调和营卫，祛瘀消积的作用。

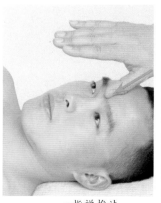

一指禅推法

揉法

操作手法 揉法分掌揉法和指揉法两种。

掌揉法： 用手掌大鱼际或掌根着力于一定部位，腕部放松，以肘部为支点，前臂主动摆动，带动腕部做轻柔缓和的摆动。

指揉法： 用手指指腹着力于一定的部位，腕部放松，以肘部为支点，前臂做主动摆动，带动腕和手指做轻柔缓和的摆动。

推拿要点 压力要轻柔，动作要协调而有节奏。

推拿功效 轻柔缓和，刺激量小，适用于全身。此法具有宽胸理气，消积导滞，活血祛瘀等作用。

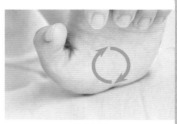

掌揉法

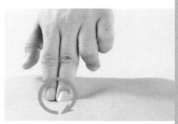

指揉法

摩法

操作手法 摩法分掌摩法和指摩法两种。

掌摩法： 用掌面附着于一定部位，以腕关节为中心，连同前臂做节律性的环旋运动。

指摩法： 食指、中指、无名指并拢，用此三指指腹附着于一定部位，以腕关节为中心，连同掌、指做节律性的环旋运动。

推拿要点 肘关节自然屈曲，腕部放松，指掌自然伸直，动作要缓和而协调。

推拿功效 轻柔缓和，适用于胸腹、胁肋部。摩法具有和中理气，消积导滞等作用。

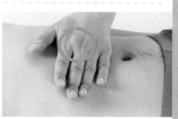

掌摩法

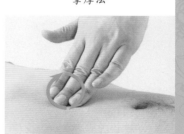

指摩法

推法

操作手法 用指、掌或肘部着力于一定的部位上，进行单方向的直线移动。用指称指推法，用掌称掌推法，用肘称肘推法。

推拿要点 指、掌或肘要紧贴体表，速度要缓慢而均匀。

推拿功效 适用于人体各部位。此法能舒筋活络。

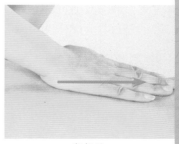

掌推法

擦法

操作手法 用手掌的大鱼际、掌根或小鱼际附着在一定部位，沿直线来回推擦。操作时腕关节伸直，使前臂与手接近相平。手指自然伸开，整个指掌要贴在患者体表的治疗部位，以肩关节为支点，上臂主动，带动手掌做前后或上下往返移动。

推拿要点 用力要稳，动作要均匀而连续。

推拿功效 本法是一种柔和、温热的刺激，具有温经通络，行气活血，消肿止痛等作用。

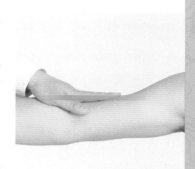

擦法

搓法

操作手法 用双手掌面夹住一定的部位，相对用力快速搓揉，同时做上下往返移动。

推拿要点 双手用力要对称，搓动要快，移动要慢。

推拿功效 适用于腰背、胸胁及四肢部，以上肢较为常见。本法具有调和气血，舒筋通络的作用。

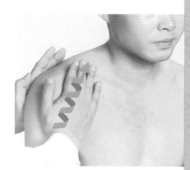

搓法

按法

操作手法 按法分为指按法和掌按法两种。

　　指按法： 用拇指指端或指腹按压体表。

　　掌按法： 用单掌或双掌，也可用双掌重叠按压体表。

推拿要点 着力部位要紧贴体表，力度由轻而重。

推拿功效 指按法适用于全身；掌按法常用于腰背部和腹部。本法具有放松肌肉，疏通经络，活血止痛的作用。

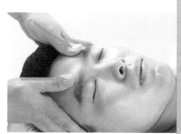

指按法

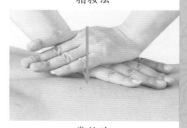

掌按法

点法

操作手法　点法有拇指点法和屈指点法两种。

　　拇指点法：用拇指指端点压体表。

　　屈指点法：可屈拇指，用拇指指间关节桡侧点压体表；或屈食指，用食指近侧指间关节点压体表。

推拿要点　本法与按法的区别是，点法的作用面积小，刺激力度更大。

推拿功效　本法刺激力度很强，要根据患者的具体情况和操作部位酌情用力。常用在肌肉较薄的骨缝处。本法具有开通闭塞，活血止痛，调理脏腑功能的作用。

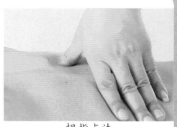

拇指点法

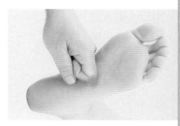

屈指点法

捏法

操作手法　捏法有三指捏法和五指捏法两种。

　　三指捏法：用拇指与食指、中指两指夹住肢体，相对用力挤压。

　　五指捏法：用拇指与其余四指夹住肢体，相对用力挤压。在相对用力挤压时要循序而下，均匀而有节律性。

推拿功效　适用于头部、颈项部、四肢及背脊。本法具有舒筋通络，行气活血的作用。

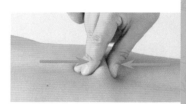

三指捏法

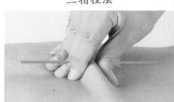

五指捏法

拿法

操作手法　分别用拇指和食指、中指两指，或用拇指和其余四指相对用力，在一定的部位和穴位上进行节律性的提捏。

推拿要点　用力由轻而重，动作要缓和而连贯。

推拿功效　常配合其他手法。适用于头部、颈项部、肩部和四肢等部位。本法具有祛风散寒，开窍止痛，舒筋通络等作用。

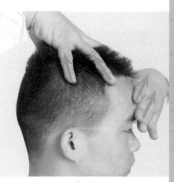

拿法

捻法

操作手法 用拇指、食指指腹捏住一定部位，两指相对做捻揉动作。

推拿要点 动作要灵活、快速。

推拿功效 适用于四肢小关节。本法具有理筋通络，滑利关节的作用。

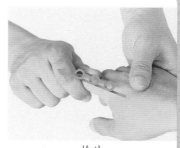

捻法

拍法

操作手法 用虚掌拍打体表。

推拿要点 手指自然并拢，掌指关节微屈，平稳而有节奏地拍打患部。

推拿功效 适用于肩背、腰臀及下肢等部位。常配合其他手法治疗，可舒筋通络，行气活血。

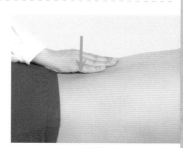

拍法

击法

操作手法 用拳背、掌根、掌侧小鱼际或指端叩击体表。

拳击法： 手握空拳，腕伸直，用拳背平击体表。

掌击法： 手指自然松开，腕伸直，用掌根部叩击体表。

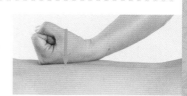

拳击法

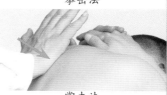

掌击法

侧击法： 手指自然伸直，腕略背屈，用单手或双手小鱼际击打体表。

指尖击法： 用手指指端击打体表，如雨点下落。

推拿要点 用力要快速而短暂，垂直叩击体表，在叩击体表时不能有拖抽动作，速度要均匀而有节奏。

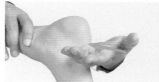

侧击法

推拿功效 拳击法常用于腰背部；掌击法常用于头顶、腰臀及四肢等部位；侧击法常用于腰背及四肢部；指尖击法常用于头面部、胸腹部。本法有舒筋活络，调和气血的作用。

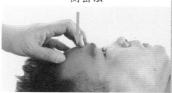

指尖击法

拨法

操作手法 拇指伸直，以指端着力于施术部位，其余四指置于相应的位置以助力，拇指下压至一定的深度，待有酸胀感时，再做与肌纤维或肌腱、韧带成垂直方向的单向或来回拨动。

推拿要点 用力由轻而重，实而不浮。按压拨动的方向与拨动组织走向垂直。

推拿功效 此法有止痛和解除粘连的作用。

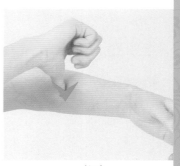

拨法

抖法

操作手法 双手握住患者手腕部或足踝部，将被抖动的肢体抬高一定的角度，两前臂同时施力，做连续的上下抖动，使抖动所产生的抖动波由肢体远端传递到近端，被抖动的肢体、关节产生舒适感。

推拿要点 抖动幅度要小，频率要快。

推拿功效 用于四肢，以上肢较为常用。常与搓法配合，一般作为治疗的结束手法。本法具有调和气血，舒筋通络的作用。

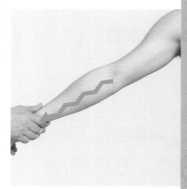

抖法

振法

操作手法 振法分掌振法和指振法两种。

　　掌振法：用手掌着力在体表，前臂和手部肌肉强力地静止性用力，产生震颤动作。

　　指振法：用中指指端着力在体表，前臂和手部肌肉强力地静止性用力，产生震颤动作。

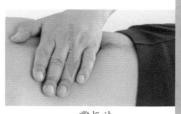

掌振法

推拿要点 操作时力量要集中于指端或手掌上。振动的频率较高，着力稍重。

推拿功效 适用于全身。本法具有祛瘀消积，和中理气，消食导滞，调节肠胃功能等作用。

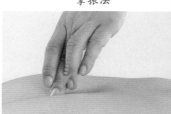

指振法

复合手法

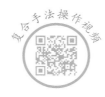
复合手法操作视频

按揉法

操作手法 由按法与揉法复合而成。分指按揉法和掌按揉法两种。

　　指按揉法： 用拇指指腹置于施术部位，其余手指置于对侧或相应的位置以助力。拇指和前臂主动施力，进行节律性的按压揉动。

　　掌按揉法： 以单手掌根部或双手叠加着力于施术部位，其余手指自然伸直，前臂与上臂主动用力，进行节律性的按压揉动。

推拿要点 宜按揉并重。动作不要过快，也不可过于缓慢。

推拿功效 指按揉法接触面积较小，按揉力量集中，适用于颈部、肩部、肩胛骨内侧缘及全身。掌按揉法接触面积大，按揉力会相对分散。

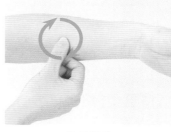
指按揉法

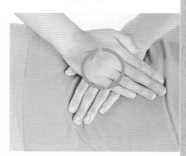
掌按揉法

拿揉法

操作手法 拿法与揉法的复合运用，在施用拿法时增加揉动。在拿法动作的基础上，使拇指与其他手指在做捏、提动作时，增加适度的旋转揉动，所产生的拿揉之力连绵不断地作用于施术部位。

推拿要点 以拿为主，揉为辅。操作要自然流畅。

推拿功效 拿揉法较拿法的力量更趋缓和，舒适自然。拿揉法具备拿法与揉法的双重作用，主要适用于四肢及颈项部。

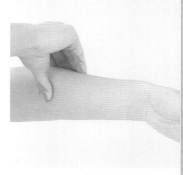
拿揉法

揉捏法

操作手法 在捏法的基础上，配合手指的揉捻动作。拇指或掌根揉动幅度要小，其余四指相对拇指做捏法，边揉捏边螺旋形向前推进。

推拿要点 操作者肩、肘关节要放松，着力部位要吸定于治疗部位，用力持续、均匀、协调而有节奏性。手法力度及频率以患者能耐受为度。

推拿功效 适用于全身，尤以颈项部、四肢和局部疼痛病症较为多用。

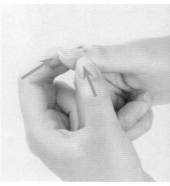

揉捏法

弹拨法

操作手法 以拇指指端着力于治疗部位，在一定压力下，待局部有酸胀感时，做与肌纤维垂直方向的短距离拨动。

推拿要点 指下垂直按压力量宜大（以患者能忍受为度），而直线移动幅度宜小，使深层组织之间产生互相错移摩动。

推拿功效 本法是较强的刺激手法之一。具有舒筋活络，分解粘连，解痉止痛的作用。

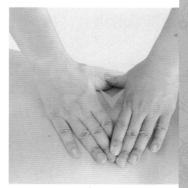

弹拨法

推摩法

操作手法 用拇指指端的桡侧面着力于治疗部位，其余四指并拢，指面着力于相应的治疗部位，前臂做主动摆动，带动腕关节做环旋运动，并带动拇指掌指关节、指间关节做屈伸运动，并使其余四指指面在治疗部位做环形的摩擦运动。

推拿要点 拇指要吸定于治疗部位，腕关节放松。

推拿功效 常用于胸腹部或四肢。具有宣肺平喘，和中理气，舒筋通络，活血调经的作用。

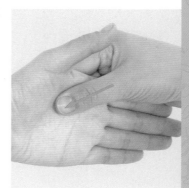

推摩法

牵抖法

操作手法　牵拉并抖动患者的肢体，如腰部牵抖，使患者俯卧，双手抓住床头，操作者用两手握住其两踝上部，用力向下牵引；然后放松，做左右摆动动作；待患者腰部肌肉松弛时，突然抖颤腰部3~4次；然后再用力向下牵引。

推拿要点　牵引是第一步，然后减缓牵引力，再做瞬间较大幅度的抖动，要把握好抖动的时机。

推拿功效　主要适用于腰部、肩关节和髋关节。有滑利关节、复位和松解粘连的作用，瞬间作用力较强。

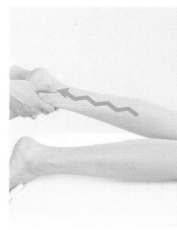

牵抖法

运动关节类手法

运动关节类手法操作视频

摇法

操作手法　使关节做被动的环形运动。包括肩关节摇法、腰部摇法、踝关节摇法。

肩关节摇法：患者呈坐位，操作者以一只手扶住患者肩部，另一只手托握住患者腕部或肘部，然后摇动肩关节，使之做顺时针或逆时针环转运动。

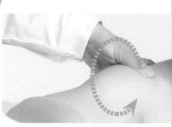

肩关节摇法

腰部摇法：患者呈仰卧位，两下肢并拢，屈髋屈膝。操作者双手分别按其两膝部或一只手按膝，另一只手按于足踝部，两手臂协调用力，做环形摇转运动。

踝关节摇法：患者呈仰卧位，操作者一只手托住患者足跟，另一只手握住脚踝关节处，使踝关节做顺时针或逆时针方向旋转运动。

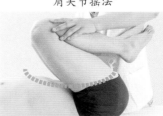

腰部摇法

推拿要点　摇转幅度由小到大，速度由慢至适当增快。摇动方向顺时针、逆时针方向各半。

推拿功效　重在活动关节。适用于四肢各关节及颈肩部、腰部。

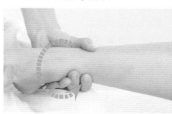

踝关节摇法

扳法

操作手法 使关节瞬间突然受力，做被动的旋转或屈曲、展收等运动。包括颈项部斜扳法、腰部斜扳法等。

颈项部斜扳法： 患者头部略向前屈。操作者一只手抵住患者头侧后部，另一只手托住对侧下颌部，使患者头向一侧旋转至最大限度时，两手同时用力做相反方向的扳动。

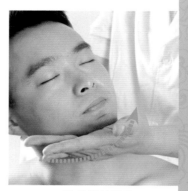

颈项部斜扳法

腰部斜扳法： 患者呈侧卧位，操作者用一只手抵住患者肩前部，另一只手抵住臀部；或一只手抵住患者肩后部，另一只手抵住髂前上棘部，使患者腰被动旋转至最大限度后，两手同时用力做相反方向扳动。

推拿要点 动作要果断而快速，用力要稳；两手动作要协调一致，扳动幅度不要超过关节生理活动范围。操作手法要轻巧、准确。

推拿功效 常用于关节错位及关节功能障碍。有舒筋通络，滑利关节的作用。

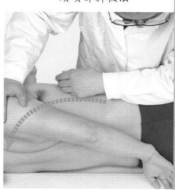

腰部斜扳法

拔伸法

操作手法 此法是固定肢体或关节的一端，牵拉另一端的方法。

颈部拔伸法： 患者呈坐位。操作者站在其身后，一手扶住患者后枕部，另一侧上肢用肘弯部托住其下颌部，手掌扶住对侧头部，两手同时用力向上拔伸，牵引其颈椎。

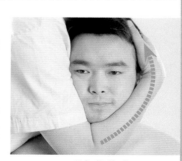

颈部拔伸法

指关节拔伸法： 用一只手捏住被拔伸关节的近侧端，另一只手握住其远侧端，两手同时做反方向用力牵拉。

推拿要点 用力要均匀而持久，动作要缓和。

推拿功效 常用于关节错位，伤筋等。对扭错的肌腱和移位的关节有整复作用。

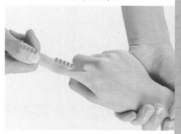

指关节拔伸法

推拿前准备工作要做好

为了使推拿达到预期的疗效，推拿前需要做好如下准备工作，如推拿要采取什么姿势、推拿需要的介质等。

推拿前要做什么

推拿前，操作者必须先洗净双手，保持手指清洁和温暖；指甲应修磨圆钝，摘下或解除有碍按摩的物品（如指环），以免损伤患者皮肤。室内温度要适宜，一般以 20~25℃为宜，以免患者受寒着凉，引发疾病。

推拿的姿势

正确的姿势有利于推拿者对力度、节奏和着力点的掌握，使被推拿者感到舒适，并能取得较好的推拿效果。

端坐：正坐，屈膝、屈髋各 90°，双脚分开与肩同宽，上肢自然下垂，双手置于膝上。适用于推拿头面部、颈项部、肩部、胸部、背部、腰部。

侧卧：身体一侧在下，下侧腿伸直，上侧腿屈曲；下侧上肢屈肩、屈肘各 90°，上侧上肢自然垂直，置于体侧或撑于体前床面。适用于推拿头部、颈部、肩部、上肢、胸部、胁部、背部、腰部、髋部和下肢。

仰卧：去枕或低枕，面部朝上，上肢自然置于体侧，下肢自然伸直。根据推拿需要，可随时调整上下肢的位置。适用于推拿头面部、颈部、胸部、腹部和下肢。

俯卧：腹部向下，去枕，头歪向一侧，双下肢自然伸直，上肢置于体侧或屈肘置于面部下方。根据推拿需要，可随时调整上下肢的位置。适用于推拿头部、项部、背部、腰部、臀部和下肢。

推拿的介质

在做推拿前，有时需要在操作部位涂一些润滑的液体、膏剂、粉末，一是为了起到一定的润滑作用，并保证操作部位不受伤害；二是使具有药效作用的介质，能通过手法操作从皮肤渗透到体内。证型不同，所使用的推拿介质也不同，如寒证要用有温热散寒作用的介质，如葱姜水、冬青膏等；热证要用具有清凉退热作用的介质，如凉水、酒精等；虚证要用具有滋补作用的介质，如药酒等；实证要用具有清、泻作用的介质，如蛋清、红花油等；其他证型可用一些中性介质，如滑石粉、爽身粉等，具有润滑皮肤的作用。

推拿加热敷，疗效更突出

热敷分干热敷和湿热敷两种。干热敷是用盐、沙、土、药等炒热放于袋中敷于患处。湿热敷是采用祛风散寒、温经通络作用的中药，置于布袋内，将袋口扎紧，放入锅中，加水煮沸，趁热将毛巾浸透后拧干，折成方形敷于患处，待毛巾不太热时，换另一条毛巾敷。湿热敷常用于擦法之后，待局部毛孔张开后，随即将热毛巾敷上，并施以轻拍法，以增加透热作用。热敷后再涂以少许红花油或冬青油等，以增强热敷的效果。推拿以湿热敷较为常用，一般在手法结束以后进行，不仅能提高推拿的治疗效果，还可缓解因手法刺激过度对机体局部引起的不良反应。

推拿的力度与时间

推拿力度应根据治疗对象、施术部位、手法性质、病证虚实以及患者的体质而变化应用，并以此调整力度的大小。用力的基本原则是既保证治疗效果，又避免产生不良反应。

推拿时间依据病情而定。内科、妇科和慢性劳损疾病操作时间要长一些，一般需要半小时甚至更长时间；软组织急性损伤操作时间要短一些，通常在10~15分钟，甚至更短，若操作时间过长，可能会加重症状。

学会推拿小技巧，让你事半功倍

推拿时学会一些小技巧，了解一些需要注意的问题，可以让推拿效果更好。

身心放松。推拿时思想应集中，尤其要心平气和，全身也不要紧张，要做到身心都放松。

取穴准确。掌握常用穴位的取穴方法和操作手法，以求取穴准确，手法正确。

用力恰当。把握好力度。因为力度过小起不到应有的刺激作用，力度过大易产生疲劳，且易损伤皮肤。

循序渐进。推拿手法的次数要由少到多，推拿力量宜由轻逐渐加重，推拿穴位可逐渐增加。

持之以恒。无论用按摩来保健或治疗慢性病，都不是短期就有效的，需要长期坚持，才能逐渐显出效果来，所以应有信心、耐心和恒心。

掌握这些，推拿更安全

推拿作为一种常用的中医疗法，不需要借助辅助工具就可以操作，看起来非常安全。但是作为一种治病保健的方法，推拿同样有其适应证、禁忌证和一些注意事项。了解掌握了这些，才能安全推拿。

推拿的适应证

推拿是一种物理疗法，是中医外治法之一，它不仅对骨伤科、内科、妇科、儿科、五官科等许多疾病有较好的治疗效果，而且具有保健强身、预防疾病的作用，应用推拿疗法防治的疾病主要有以下几类。

内科疾病： 胃痛、泄泻、便秘、头痛、心悸、半身不遂、感冒、咳嗽、哮喘、失眠等。

妇科疾病： 月经不调、痛经、闭经、带下病等。

男科疾病： 遗精、阳痿等。

骨伤科疾病： 颈椎病、落枕、四肢关节筋伤、腰痛、类风湿关节炎等。

儿科疾病： 婴儿腹泻、呕吐、腹痛、便秘、发热、咳嗽、遗尿、惊风、夜啼等。

五官科疾病： 近视、牙痛、鼻窦炎、咽喉痛等。

总之，推拿疗法的应用范围非常广泛，不仅可以用来防治慢性病，也可以用来防治一些急性病症；不仅可以应用于某些病症的某个阶段，也可以应用于某些病症的全过程。

推拿的禁忌证

为避免引起不良后果，在下列情况下不宜进行推拿。

1. 患有急慢性传染病，如麻疹、肺结核、脊髓灰质炎等。

2. 患有骨科疾病，如骨折、关节脱位、骨关节结核、骨肿瘤、骨髓炎等。

3. 患有严重心脏疾病、肝脏疾病和肾脏疾病者。

4. 患有恶性肿瘤、严重贫血，或久病体弱、极度虚弱的人。

5. 患血小板减少性紫癜，或过敏性紫癜、血友病者。

6. 皮肤病患者皮肤表面病变面积较大，或患有溃疡性皮炎。

7. 女性在月经期、妊娠期时，一些特殊部位不可随意按压。

8. 沐浴、剧烈运动、饮酒后，或高热、过饥、过饱、过度疲劳时不宜推拿。

推拿的注意事项

1. 较重的急性损伤早期，肿痛严重者，在 24~72 小时后方可进行局部推拿手法治疗，以免加重局部内出血。

2. 急性损伤者，在推拿治疗中，不宜再在局部进行热敷，以免造成局部组织间隙水肿，特别是首次治疗者。

3. 首次治疗者，在治疗后的 1~2 天后，局部可能出现症状加重的情况。这种情况只是暂时性的，2~3 天会自行消失，不必担心。

除上述注意事项外，还要掌握推拿的时间，每次以 20 分钟为宜。宜早晚各推拿 1 次，如清晨起床前和临睡前。操作时手法尽量直接接触皮肤。推拿后有出汗现象时，应注意避风，以免感冒。

推拿出现异常情况，处理需及时、得当

晕厥

在治疗过程中若患者出现晕厥，要立即停止推拿，将晕厥者安置到通风处，喂一些白开水或糖水。

瘀斑

对轻度的皮下出血，一般不必处理。若局部青紫严重，可先冷敷或用弹性绷带加压包扎。出血停止后，可在局部使用轻柔的推拿手法治疗，同时加湿热敷，以消肿、止痛。

破皮

当用擦法、摩法、揉法时，可能会使患者皮肤受到损伤，遇到这种情况时，应立即停止推拿，并对破损皮肤进行消毒处理，以防感染。

疼痛

推拿时出现疼痛一般不需要做特别处理，1~2 天内症状可自行消失。若疼痛较为剧烈，可外涂扶他林（双氯芬酸二乙胺乳胶剂）软膏。在损伤早期可局部冷敷，在损伤后期可局部施行轻柔的按法、揉法、摩法等，并配合湿热敷。

疲乏

一小部分人在按摩以后会感觉很累、很乏，出现这种症状的大多是气血相对比较虚的人，如肠胃吸收功能不好，体质虚弱。在进行推拿治疗前，喝杯生姜红枣桂圆羹，可以调补气血，以减轻治疗过程中的不适感。

常用取穴定位法

体表解剖标志定位法

　　体表解剖标志定位法以体表解剖学的各种体表标志为依据来确定穴位，可分为固定标志和活动标志两种。

　　固定标志： 指各部位由骨节和肌肉所形成的突起、凹陷及五官轮廓、发际、指（趾）甲、乳头、脐窝等可作取穴标志。如两眉间取印堂，两乳头间取膻中，腓骨头（位于小腿外侧部）前下方凹陷处取阳陵泉。

　　活动标志： 指各部位的关节、肌腱、肌肉、皮肤在活动过程中出现的空隙、凹陷、皱纹、尖端等。如屈肘时在肘横纹外侧凹陷处取曲池，张口时在耳屏与颞下颌关节之间的凹陷处取听宫。

"骨度"折量定位法

　　"骨度"折量定位法是指将全身各部位以骨节为主要标志规定其长短，并依其比例折算作为定穴的标准。按照此种方法，不论男女、老少、高矮、胖瘦，折量的分寸都是一样的，从而很好地解决了在不同人身上定穴的难题。

部位	起止点	骨度（寸）	度量
头面部	前发际正中至后发际正中	12	直寸
	眉间（印堂）至前发际正中	3	直寸
	两额角发际（头维）之间	9	横寸
	耳后两乳突（完骨）之间	9	横寸
胸腹胁部	胸骨上窝（天突）至剑胸结合中点（歧骨）	9	直寸
	剑胸结合中点（歧骨）至脐中（神阙）	8	直寸
	脐中（神阙）至耻骨联合上缘（曲骨）	5	直寸
	两乳头之间	8	横寸
	两肩胛骨喙突内侧缘之间	12	横寸
背腰部	肩胛骨内侧缘至后正中线	3	横寸

（续表）

部位	起止点	骨度（寸）	度量
上肢部	腋前、腋后纹头至肘横纹（平尺骨鹰嘴）	9	直寸
	肘横纹（平尺骨鹰嘴）至腕掌（背）侧远端横纹	12	直寸
下肢部	耻骨联合上缘曲骨至髌底	18	直寸
	髌底至髌尖	2	直寸
	髌尖（膝中）至内踝尖	15	直寸
	胫骨内侧髁下方（阴陵泉）至内踝尖	13	直寸
	股骨大转子至腘横纹（平髌尖）	19	直寸
	臀沟至腘横纹	14	直寸
	腘横纹（平髌尖）至外踝尖	16	直寸
	内踝尖至足底	3	直寸

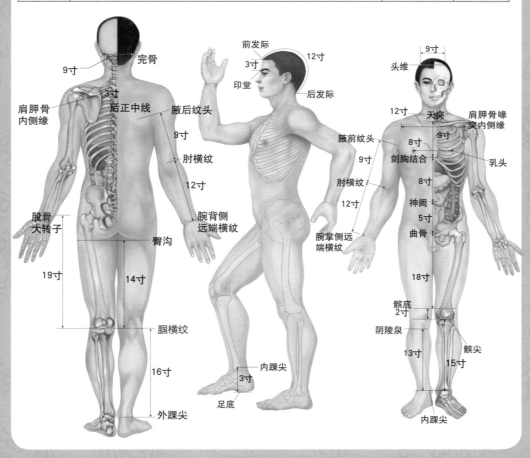

"指寸"定位法

"指寸"定位法是一种简易的取穴方法，即依照被取穴者本人手指的长度和宽度为标准来取穴。

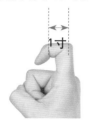
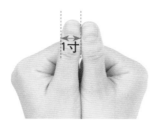
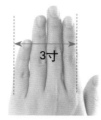

中指同身寸：以被取穴者中指中节屈曲时内侧两端纹头之间距离为 1 寸。此法可用于腰背部和四肢等部位。

拇指同身寸：以被取穴者拇指指间关节的横向宽度为 1 寸。此法常用于四肢部位。

横指同身寸：又称"一夫法"，将被取穴者的食指、中指、无名指、小指并拢，以中指中节横纹处为标准，四指的宽度为 3 寸。

简便取穴法

简易取穴法是临床上常用的一种简便易行的取穴法，虽然不适用于所有的穴位，但是操作方便，容易记忆。

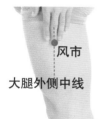
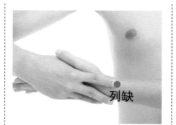
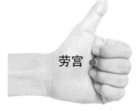

风市：直立垂手，手掌并拢伸直，中指指尖处即是。

列缺：两手虎口相交，一只手食指压另一只手桡骨茎突上，食指指尖到达处即是。

劳宫：握拳，中指指尖压在掌心的第 1 横纹处即是。

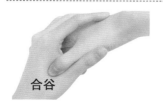
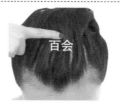
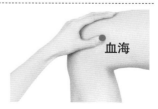

合谷：以一只手拇指指间横纹对准另一只手拇指、食指之间的指蹼，指尖点到处即是。

百会：两耳尖与头正中线相交处，按压有凹陷处即是。

血海：屈膝 90°，手掌伏于膝盖上，拇指与其他四指成 45°，拇指指尖处即是。

推拿常用穴位
头面部穴位

百会

【精准定位】在头部，前发际正中直上 5 寸，或两耳尖连线的中点处。

【功效主治】平肝息风，补脑安神。主治头晕、失眠、健忘等。

【推拿手法】两手中指指尖交叠置于该穴，同时用指腹按揉 1~3 分钟。

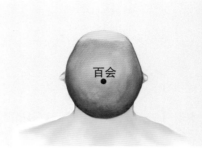

四神聪

【精准定位】在头部，百会前、后、左、右各旁开 1 寸，共 4 穴。

【功效主治】息风止痛，安神补脑，明目开窍。主治失眠、健忘、癫痫、头痛、眩晕等。

【推拿手法】两手指重叠按压，每穴按压约 2 分钟。

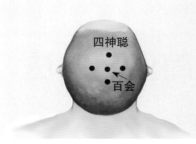

头维

【精准定位】在头部，额角发际直上 0.5 寸，头正中线旁开 4.5 寸。

【功效主治】清头明目，安神利窍。主治头痛、目眩等。

【推拿手法】用双手拇指指腹按压，每秒按 1 次，重复 10~20 次。

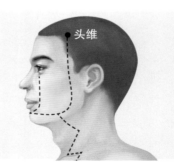

上星

【精准定位】在头部，前发际正中直上 1 寸。

【功效主治】清热通络，平肝息风。主治眩晕、目赤肿痛等。

【推拿手法】用拇指指腹垂直向下按压，每次按压 1~3 分钟。

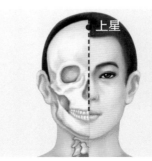

印堂

【精准定位】在额部，两眉毛内侧中间凹陷中。

【功效主治】息风止痛，清热止血。主治头痛、眩晕、失眠、健忘、鼻渊等。

【推拿手法】用手指指腹按压 1~3 分钟。

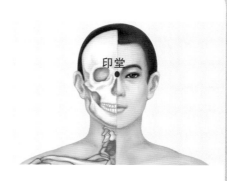

太阳

【精准定位】在颞部，眉梢与目外眦之间，向后约 1 横指凹陷处。

【功效主治】解除疲劳，振奋精神，止痛醒脑。主治失眠、健忘、偏头痛、头痛、眩晕等。

【推拿手法】用手指指腹按压，左右穴各按压 1~3 分钟，力度宜轻柔。

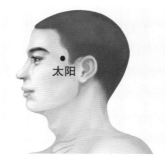

睛明

【精准定位】在面部，目内眦内上方眶内侧壁凹陷中。

【功效主治】泻热明目，散瘀止痛，祛风通络。主治白内障、目视不明、近视、夜盲、色盲等。

【推拿手法】先用拇指指尖轻掐穴位，再前后刮揉，左右穴各操作 1~3 分钟。

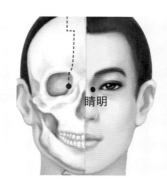

承泣

【精准定位】在面部，眼球与眶下缘之间，瞳孔直下。

【功效主治】散风清热，明目止泪，通经活络。主治目赤肿痛、视力模糊、夜盲、迎风流泪、口眼歪斜等。

【推拿手法】用食指指腹按揉，左右穴各按揉 1~3 分钟。

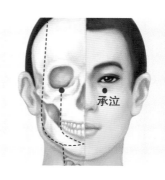

四白

【**精准定位**】在面部，眼眶下孔处。

【**功效主治**】清热解毒，祛风明目，通经活络。主治目赤痛痒、迎风流泪、口眼歪斜、头痛、目眩等。

【**推拿手法**】用食指指腹按揉，左右穴各按揉 1~3 分钟。

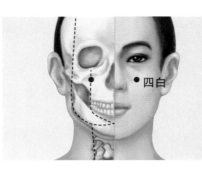

迎香

【**精准定位**】在面部，鼻翼外缘中点旁，鼻唇沟中。

【**功效主治**】疏风散热，通利鼻窍。主治鼻塞、鼻出血、口眼歪斜等。

【**推拿手法**】用食指指腹垂直按压，力度适中，两穴各按压 1~3 分钟。

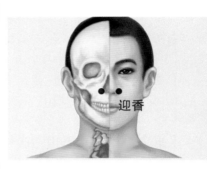

下关

【**精准定位**】在面部，颧弓下缘中央与下颌切迹之间凹陷中。

【**功效主治**】消肿止痛，安神利窍，清热疏风。主治牙痛、下颌疼痛、耳鸣、口眼歪斜、面瘫等。

【**推拿手法**】用双手食指指腹按压，每次按压 1~3 分钟。

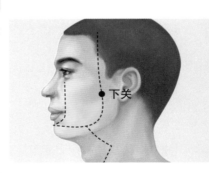

颊车

【**精准定位**】在面部，下颌角前上方 1 横指处。

【**功效主治**】祛风清热，安神利窍，开关通络。主治口眼歪斜、牙痛、齿痛、面肌痉挛等。

【**推拿手法**】食指弯曲压在中指上，用中指指腹按压，每次按压 1~3 分钟。

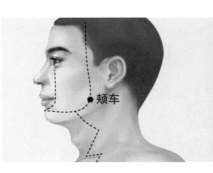

颈项部穴位

风府

【**精准定位**】在颈后区，枕外隆凸直下，两侧斜方肌之间凹陷中。

【**功效主治**】平肝息风，清热消肿。主治感冒、眩晕、鼻塞等。

【**推拿手法**】用拇指指尖互相叠加向下，用拇指或食指指腹按揉 1~3 分钟。

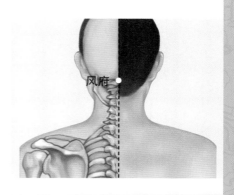

风池

【**精准定位**】在颈后区，枕骨之下，胸锁乳突肌上端与斜方肌上端之间的凹陷中。

【**功效主治**】平肝潜阳，宣肺通窍。主治外感发热、颈椎病等。

【**推拿手法**】用拇指指腹按揉 3~5 分钟，每天 2 次。

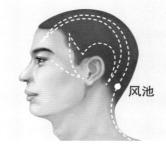

人迎

【**精准定位**】在颈部，横平喉结，胸锁乳突肌前缘，颈总动脉搏动处。

【**功效主治**】利咽散结，理气降逆。主治胸满气逆、咽喉肿痛等。

【**推拿手法**】用拇指指腹轻轻按压，左右穴各按压 1~3 分钟。

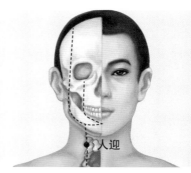

天突

【**精准定位**】在颈前区，胸骨上窝中央，前正中线上。

【**功效主治**】止咳平喘，清热利咽。主治哮喘、咳嗽、呕吐等。

【**推拿手法**】用食指指腹按压，每次 1~3 分钟。

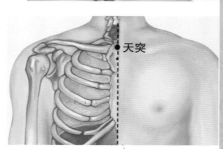

上肢部穴位

肩髃

【**精准定位**】在三角肌区，肩峰外侧缘前端与肱骨大结节之间凹陷处。

【**功效主治**】舒筋活络，祛风活血。主治手臂挛急、上肢不遂等。

【**推拿手法**】用拇指指腹点揉或按压，以产生酸、麻、胀感觉为佳。

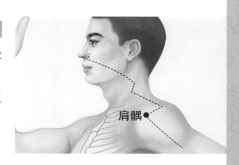

肩贞

【**精准定位**】在肩胛区，肩关节后下方，腋后纹头直上 1 寸。

【**功效主治**】清脑聪耳，息风止痛。主治肩胛疼痛、手臂不举、耳鸣、齿痛等。

【**推拿手法**】用中指指腹按压，每次左右穴各按压 1~3 分钟。

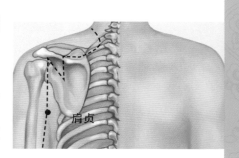

肩中俞

【**精准定位**】在脊柱区，第 7 颈椎棘突下，后正中线旁开 2 寸。

【**功效主治**】解表宣肺，活络止痛。主治咳嗽、气喘、肩背疼痛等。

【**推拿手法**】用中指指腹按压，力度适中，左右穴各按压 1~3 分钟。

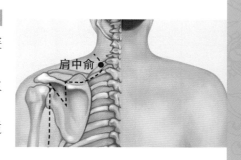

曲池

【**精准定位**】在肘区，尺泽与肱骨外上髁连线的中点处。

【**功效主治**】清热和营，理气和胃，降逆活络。主治外感发热、咳嗽气喘、腹痛、吐泻、湿疹、痤疮、手臂肿痛、白癜风等。

【**推拿手法**】用拇指指腹按压或按揉约 3 分钟。

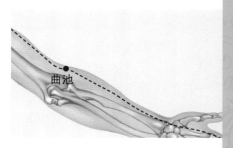

尺泽

【精准定位】在肘区，肘横纹上，肱二头肌腱桡侧缘凹陷中。

【功效主治】清热和胃，通络止痛。主治咳嗽、气喘、咽喉肿痛、肘臂挛痛等。

【推拿手法】每天坚持用拇指指腹按揉，在呼吸系统疾病多发的季节多按摩此穴。

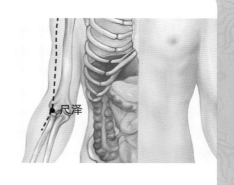

内关

【精准定位】在前臂前区，腕掌侧远端横纹上 2 寸，掌长肌腱与桡侧腕屈肌腱之间。

【功效主治】宽胸理气，和胃降逆，养心定神。主治胃痛、呕吐、心悸等。

【推拿手法】用拇指指尖垂直掐按 1~3 分钟，以有酸胀、微痛的感觉为宜。

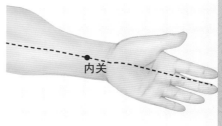

通里

【精准定位】在前臂前区，腕掌侧远端横纹上 1 寸，尺侧腕屈肌腱的桡侧缘。

【功效主治】清热安神，祛风止痛，通经活络。主治心脏疾病、头痛、头昏、盗汗、心悸、扁桃体炎、月经过多等。

【推拿手法】用拇指指腹按揉，左右穴各按揉 1~3 分钟。

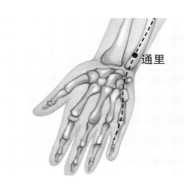

神门

【精准定位】在腕前区，腕掌侧远端横纹尺侧端，尺侧腕屈肌腱的桡侧缘。

【功效主治】益心安神，平肝息风。主治癫狂、痫证、心悸等。

【推拿手法】用拇指指尖垂直掐按 1 分钟左右。

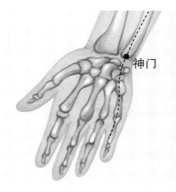

太渊

【精准定位】在腕前区，桡骨茎突与舟状骨之间，拇长展肌腱尺侧凹陷中。

【功效主治】止咳化痰，通调血脉。主治咳嗽、气喘、乳胀、咽喉痛、手腕痛等。

【推拿手法】用拇指指尖轻轻掐按，左右穴各掐按1~3分钟。

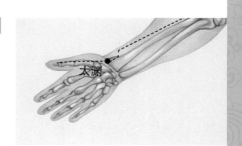

合谷

【精准定位】在手背，第2掌骨桡侧的中点处。

【功效主治】疏风解表，通络镇痛。主治头痛、目赤肿痛、牙痛、鼻衄、口眼歪斜、发热、闭经等。

【推拿手法】用拇指与食指夹住该穴，按摩1~3分钟。

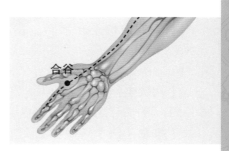

鱼际

【精准定位】在手外侧，第1掌骨桡侧中点赤白肉际处。

【功效主治】清热利咽，止咳平喘。主治咳嗽、咯血、发热等。

【推拿手法】用拇指指尖垂直轻轻掐按1~3分钟。

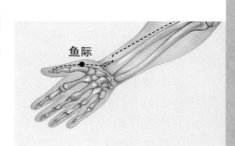

劳宫

【精准定位】在掌区，横平第3掌指关节近端，第2、3掌骨之间偏于第3掌骨。

【功效主治】涤痰开窍，和胃降逆，清热凉血。主治黄疸、食欲不振、手指麻木、高血压、小儿惊风等。

【推拿手法】用拇指指尖垂直掐按1~3分钟。

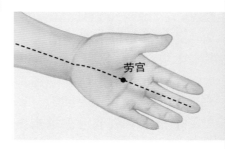

胸腹部穴位

中府

【**精准定位**】在胸部，横平第1肋间隙，锁骨下窝外侧，前正中线旁开6寸。

【**功效主治**】止咳平喘，清泻肺热，通经活络。主治肺炎、哮喘、胸痛、肺结核、支气管扩张、咳嗽、气喘等。

【**推拿手法**】食指、中指和无名指三指并拢，做环形按揉，左右穴各按揉1~3分钟。

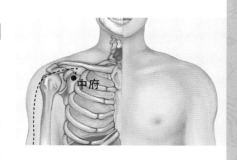

膻中

【**精准定位**】在胸部，横平第4肋间隙，前正中线上。

【**功效主治**】止咳平喘，安心定悸。主治咳喘、胸闷、胸痛等。

【**推拿手法**】用手指指腹按压，可配合按压少泽、合谷等穴。

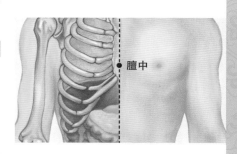

章门

【**精准定位**】在侧腹部，第11肋游离端的下际。

【**功效主治**】疏肝健脾，清利湿热，理气散结。主治胸胁痛、胸闷等。

【**推拿手法**】用双手大鱼际按揉该穴位，左右穴各按揉1~3分钟。

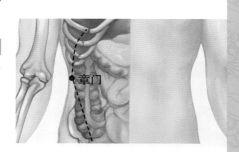

期门

【**精准定位**】在胸部，第6肋间隙，前正中线旁开4寸。

【**功效主治**】宽胸理气，行气止痛，降逆止呕。主治胸胁痛、呕吐、呃逆、乳房胀痛、肝炎、抑郁症等。

【**推拿手法**】用手指指腹按压，左右穴各按压1~3分钟。

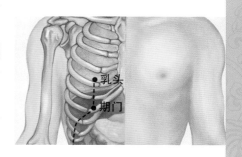

中脘

【精准定位】在上腹部，脐中上 4 寸，前正中线上。

【功效主治】和胃健脾，降逆止呕。主治腹痛、腹胀、泄泻、呃逆、吞酸、便秘等。

【推拿手法】手指指腹按压 1~3 分钟。

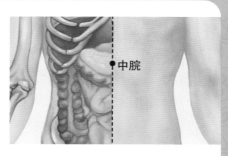

神阙

【精准定位】在脐区，脐中央。

【功效主治】补中益气，固脱止泻。主治崩漏、四肢厥冷、肠炎、痢疾、尿潴留等。

【推拿手法】双手手掌相叠，面对肚脐，掌心同时出力按揉该穴 1 分钟。

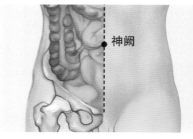

天枢

【精准定位】在腹部，横平脐中，前正中线旁开 2 寸。

【功效主治】调中和胃，理气健脾。主治口腔溃疡、月经不调等。

【推拿手法】用手指指腹按压，左右穴各按压 1~3 分钟。

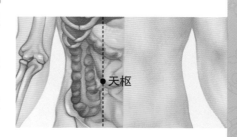

气海

【精准定位】在下腹部，脐中下 1.5 寸，前正中线上。

【功效主治】补中益气，涩精止遗。主治月经不调、子宫肌瘤、遗精、疝气等。

【推拿手法】用手指指腹按压 3 分钟，可配合按压足三里、三阴交、肾俞等穴。

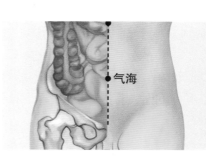

关元

【精准定位】在下腹部，脐中下 3 寸，前正中线上。

【功效主治】补中益气，温肾壮阳。主治疝气、阳痿、遗精等。

【推拿手法】两手中指指腹交叠，用力按压 1 分钟，以有酸胀感为宜。

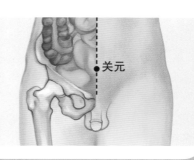

腰背部穴位

肺俞

【精准定位】在脊柱区，第 3 胸椎棘突下，后正中线旁开 1.5 寸。

【功效主治】解表宣肺，清热理气。主治咳嗽上气、胸满喘逆等。

【推拿手法】用中指指腹按压，以有疼痛、酸胀感为宜。

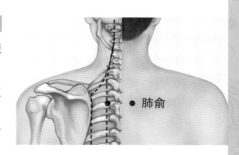

肺俞

心俞

【精准定位】在脊柱区，第 5 胸椎棘突下，后正中线旁开 1.5 寸。

【功效主治】宽胸理气，养心止悸。主治失眠、心悸、咳嗽、咯血、盗汗、遗精等。

【推拿手法】用中指指腹按压，力度适中，左右穴各按压 1~3 分钟。

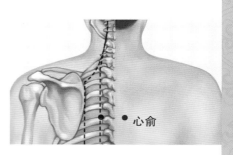

心俞

肝俞

【精准定位】在脊柱区，第 9 胸椎棘突下，后正中线旁开 1.5 寸。

【功效主治】疏肝利胆，清热凉血。主治胁痛、目视不明、脊背痛等。

【推拿手法】用中指指腹按压，力度适中，左右穴各按压 1~3 分钟。

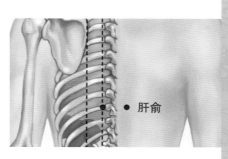

肝俞

脾俞

【精准定位】在脊柱区，第 11 胸椎棘突下，后正中线旁开 1.5 寸。

【功效主治】疏肝利胆，清热化湿。主治腹泻、便血、呕吐、痢疾等。

【推拿手法】用中指指腹按压，力度适中，左右穴各按压 1~3 分钟。

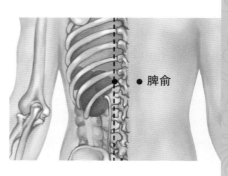

脾俞

胃俞

【精准定位】在脊柱区，第12胸椎棘突下，后正中线旁开1.5寸。

【功效主治】和胃健脾，补益肝肾，理中降逆。主治胃脘痛、呕吐、顽固性胃肠炎、痢疾、小儿疳积等。

【推拿手法】用中指指腹按压，力度适中，左右穴各按压1~3分钟。

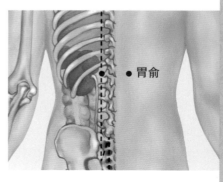

肾俞

【精准定位】在脊柱区，第2腰椎棘突下，后正中线旁开1.5寸。

【功效主治】温肾助阳，生精益髓。主治肾虚、腰痛、遗精、月经不调等。

【推拿手法】用中指指腹按压1~3分钟，每天睡前按压为佳。

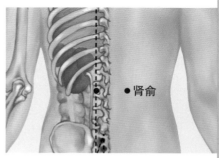

大肠俞

【精准定位】在脊柱区，第4腰椎棘突下，后正中线旁开1.5寸。

【功效主治】除湿散寒，息风止痛。主治泄泻、肠鸣、便秘等。

【推拿手法】用中指指腹按压，左右穴各按压1~3分钟。

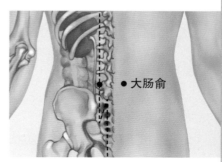

命门

【精准定位】在脊柱区，第2腰椎棘突下凹陷中，后正中线上。

【功效主治】补肾壮阳，调经止带。主治前列腺炎、腰脊疼痛等。

【推拿手法】用中指指腹用力按揉，每次左右穴各按揉1~3分钟。

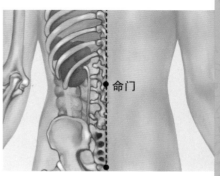

腰阳关

【精准定位】在脊柱区，第4腰椎棘突下凹陷中，后正中线上。

【功效主治】温肾壮阳，调经养血。主治坐骨神经痛、遗精、腰脊疼痛等。

【推拿手法】用手指指腹按压，配合按压肾俞、环跳、足三里等穴。

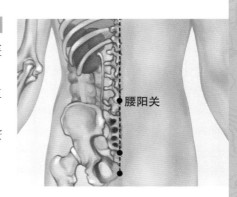

腰阳关

下肢部穴位

梁丘

【精准定位】在股前区，髌底上2寸，股外侧肌与股直肌肌腱之间。

【功效主治】缓痉止痛，理气和胃。主治胃痉挛、腹泻、水肿等。

【推拿手法】用拇指或食指指腹按压，用力稍重，按压1~3分钟。

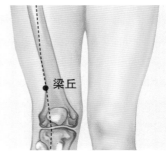

梁丘

血海

【精准定位】在股前区，髌底内侧端上2寸，股内侧肌隆起处。

【功效主治】调经统血，健脾化湿。主治痛经、崩漏、膝关节痛等。

【推拿手法】用拇指指腹按揉，每次左右穴各按揉1~3分钟。

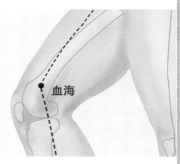

血海

阳陵泉

【精准定位】在小腿外侧，腓骨头前下方凹陷中。

【功效主治】疏肝理气，和胃止呕。主治黄疸、胆结石、膝关节炎、腿抽筋等。

【推拿手法】用拇指指腹按压1~3分钟，以产生酸胀感为宜。

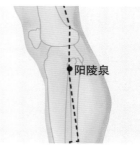

阳陵泉

犊鼻

【精准定位】在膝前区，髌韧带外侧凹陷中。

【功效主治】疏风散寒，通经活络。主治膝部痛、冷痹不仁等。

【推拿手法】用拇指指腹按压 1~3 分钟，以产生酸胀感为宜。

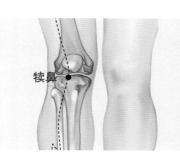

足三里

【精准定位】在小腿前外侧，犊鼻下 3 寸，距胫骨前缘 1 横指（中指）。

【功效主治】健脾和胃，扶正培元。主治胃痛、腹痛、腹泻、便秘、下肢冷麻、高血压等。

【推拿手法】刺激 1~3 分钟，按、压、揉、搓皆可。

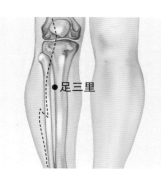

丰隆

【精准定位】在小腿外侧，外踝尖上 8 寸，胫骨前肌的外缘。

【功效主治】健脾化痰，和胃降逆。主治头痛、眩晕、咳嗽、便秘等。

【推拿手法】用拇指指腹按压 1~3 分钟，食指配合做扭、拧的动作。

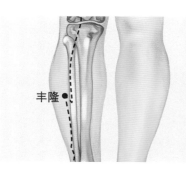

三阴交

【精准定位】在小腿内侧，内踝尖上 3 寸，胫骨内侧缘后际。

【功效主治】健脾和胃，补益肝肾，调经止带，涩精止遗。主治阳痿、下肢神经痛、糖尿病、更年期综合征、贫血、闭经、白带过多、盆腔炎、失眠、水肿等。

【推拿手法】用拇指指腹垂直按揉 1~3 分钟。

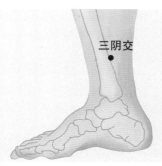

承山

【精准定位】在小腿后区，腓肠肌两肌腹与肌腱交角处。

【功效主治】健脾理气，化瘀止血。主治便秘、痔疮、小腿抽筋等。

【推拿手法】用拇指指腹按揉，每次按揉 1~3 分钟。

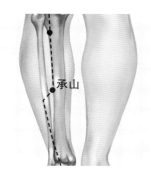

悬钟

【精准定位】在小腿外侧，外踝尖上 3 寸，腓骨前缘。

【功效主治】利咽消肿，化瘀止血。主治颈项僵硬、下肢酸痛等。

【推拿手法】用拇指指腹垂直向下按压，力度适中，每次按压 1~3 分钟。

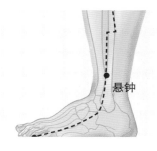

太冲

【精准定位】在足背，第 1、2 跖骨间，跖骨底结合部前方凹陷中，或触及动脉搏动处。

【功效主治】疏肝理气，清热消肿。主治头痛、眩晕、呕吐、月经不调、疝气等。

【推拿手法】用拇指指腹推按 1~3 分钟。

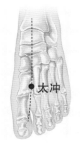

涌泉

【精准定位】在足底，屈足卷趾时足心凹陷中。

【功效主治】补脾益肾，镇惊息风，疏肝理气。主治癫痫、头痛、头晕、咳嗽、咽喉肿痛、足心热、失眠、子宫下垂、低血压等。

【推拿手法】用拇指指腹自上向下推按 1~3 分钟。

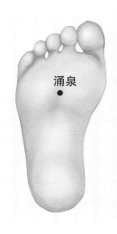

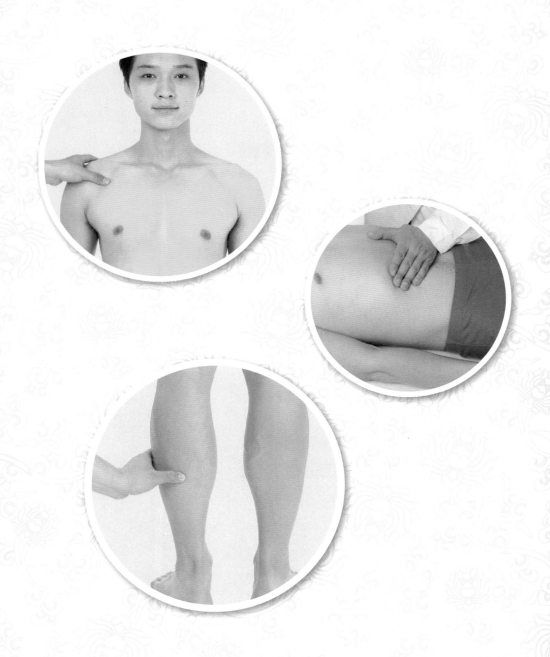

第二章

学会推拿，颈肩腰腿不痛不酸

劳累、运动损伤、骨骼老化、免疫力低下等都会导致血液循环不畅，并引起关节酸痛。对于上班族、运动员和中老年人群而言，容易患颈部、肩部、腰部、腿部疼痛。推拿有疏通经络、加速血液流通、理筋整复、松解粘连的作用，可有效缓解多种原因引起的肌肉或关节酸痛，学会用中医推拿疗法调理身体，增强体质，告别酸痛，让身体更轻松。

注：由于图片角度的原因，文中部分图片未标出全部穴位，可参见第一章的推拿常用穴位。

推拿缓解颈部、肩部不适

落枕

落枕推拿视频

推拿要点	
推拿时间	每个穴位操作 2~3 分钟。
治疗原则	舒筋通络，理筋整复。
注意事项	痊愈后配合颈部功能锻炼，合理用颈，注意保护颈部，可减少复发几率。

　　落枕是以颈项突然发生疼痛、活动受限为主要症状的一种病症。其发生常与睡眠姿势不正、枕头高低不适、颈部负重过度、寒邪侵袭等因素有关。

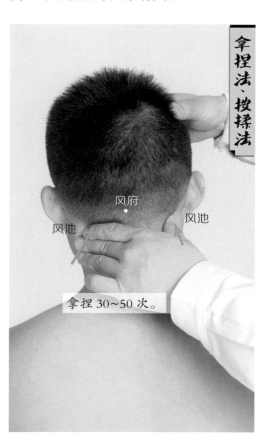

拿捏法、按揉法

风府

风池　　风池

拿捏 30~50 次。

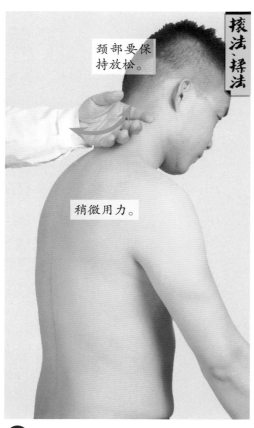

㨰法、揉法

颈部要保持放松。

稍微用力。

1 患者正坐，操作者先用拇指和其余四指相对拿捏患者颈部，再用食指或拇指指腹分别按揉风池、风府各 2~3 分钟。

2 患者正坐，操作者先用手背㨰揉颈项及肩部 2~3 分钟，再配合颈部做轻柔的屈伸运动，以缓解肌肉痉挛。

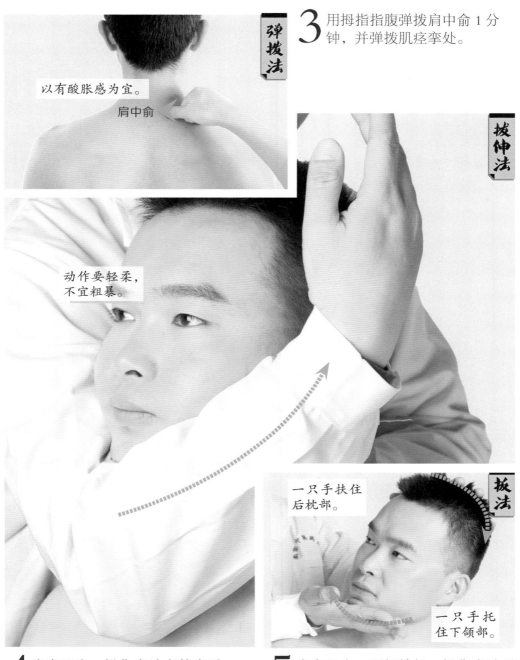

3 用拇指指腹弹拨肩中俞1分钟，并弹拨肌痉挛处。

弹拨法

以有酸胀感为宜。

肩中俞

动作要轻柔，不宜粗暴。

拔伸法

一只手扶住后枕部。

扳法

一只手托住下颌部。

4 患者正坐，操作者站在其身后，一只手扶住患者后枕部，另一侧上肢用肘弯部托住患者下颌部，手掌扶住对侧头部，肘弯时用力向上拔伸，牵引颈椎。

5 患者正坐，颈部放松，操作者站于其身后，一只手扶住患者后枕部，另一只手扶于下颌部，稍做左右旋转活动。待颈部充分放松后，再用斜扳法向患侧做快速扳动，此时会发出弹响声。

颈椎病

颈椎病推拿视频

颈椎病又称颈椎综合征，是中老年人的常见病、多发病。本病是由于颈椎椎体增生刺激或压迫颈神经根、颈部脊髓、椎动脉或交感神经而引起的。轻者头部、颈部、肩部、手臂麻木疼痛，重者肢体酸软无力，甚至大小便失禁、瘫痪。

推拿要点	
推拿时间	每个穴位操作 2~3 分钟。
治疗原则	舒筋活血，理筋整复。
注意事项	椎动脉型颈椎病患者，不宜做后仰头转颈运动，以免加重眩晕症状。

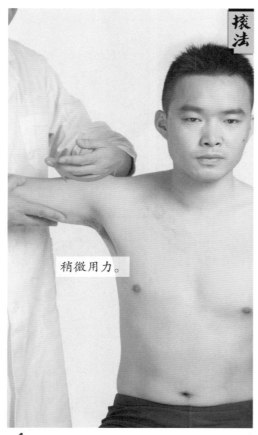

滚法

稍微用力。

1 患者正坐，操作者在其身后用滚法或指推法施于其肩部 2~3 分钟。

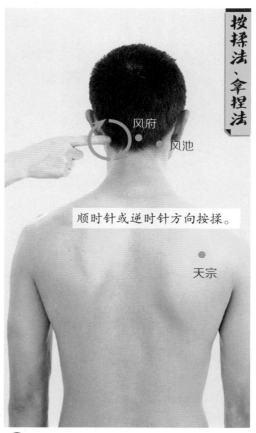

按揉法、拿捏法

风府

风池

顺时针或逆时针方向按揉。

天宗

2 先用拇指或食指指腹按揉风府、风池、天宗各 2~3 分钟，再用拇指和食指拿捏风池 2 分钟左右。

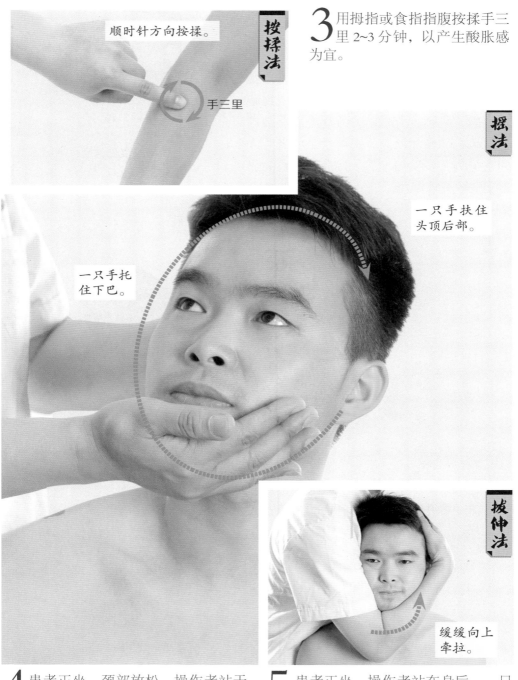

按揉法

顺时针方向按揉。

手三里

3 用拇指或食指指腹按揉手三里 2~3 分钟，以产生酸胀感为宜。

摇法

一只手扶住头顶后部。

一只手托住下巴。

拔伸法

缓缓向上牵拉。

4 患者正坐，颈部放松，操作者站于其背后或侧方，用一只手扶住其头顶稍后部，另一只手托住下巴，双手用力使头部向左或向右缓缓转动。

5 患者正坐，操作者站在身后，一只手扶住后枕部，另一侧上肢用肘弯部托住下颌部，手掌固定后枕部，弯肘的同时用力向上拔伸，牵引其颈椎。

肩周炎

肩周炎推拿视频

肩周炎即肩关节周围炎的简称，是指肩关节及其周围软组织退行性改变所引起的肌肉、肌腱、滑囊、关节囊等肩关节周围软组织的炎症反应。肩周炎是中老年人的常见病、多发病，其主要症状表现为肩部出现放射性疼痛。

推拿要点	
推拿时间	每个穴位操作 2~3 分钟。
治疗原则	舒筋通络，梳理筋脉。
注意事项	肩部应注意保暖，避免受风寒，避免过度劳累。

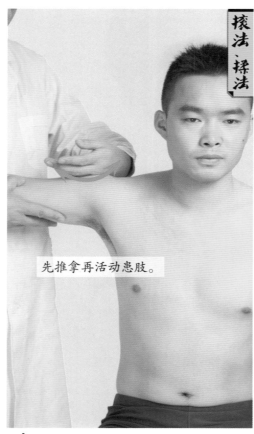

擦法·揉法

先推拿再活动患肢。

1 患者正坐，体弱者或有其他系统病变者可仰卧，用擦揉法在患肩或上肢治疗，并配合患肢的外展活动。

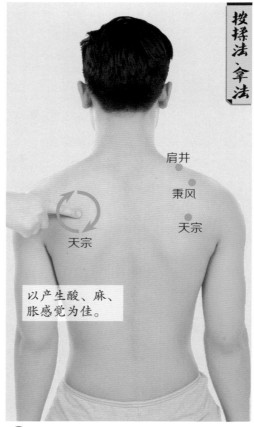

按揉法·拿法

肩井

秉风

天宗

天宗

以产生酸、麻、胀感觉为佳。

2 用拇指或食指指腹按揉两侧天宗、秉风、肩髃各 5~10 次，再用拇指和食指提拿肩井 2~3 分钟。

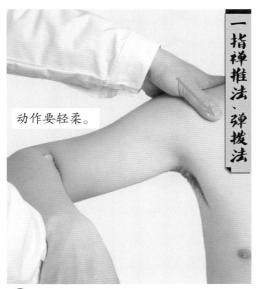

一指禅推法、弹拨法

动作要轻柔。

3 用一指禅推法施术于肱二头肌肌腱，并配合小幅度的外展活动。然后用拇指弹拨结节间沟处和肱二头肌的肌腱。

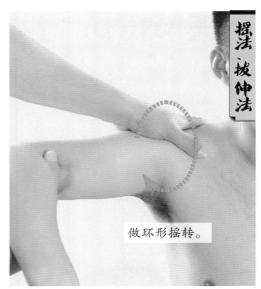

摇法、拔伸法

做环形摇转。

4 先在肩部施以摇法，约 1 分钟，然后拔伸肩关节。

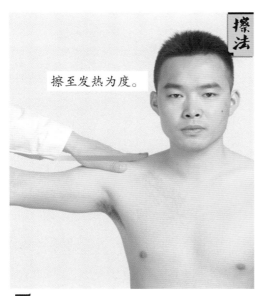

擦法

擦至发热为度。

5 患者正坐，肩部放松，操作者立其右侧，施以肩部大鱼际擦法，以透热为度。

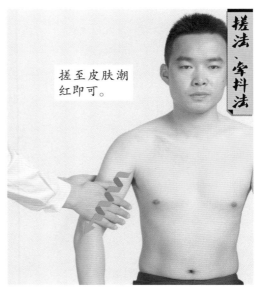

搓法、牵抖法

搓至皮肤潮红即可。

6 操作者用两手手掌在患者上肢施以搓法，搓至皮肤潮红即可，然后再配合施以上肢牵抖法，约 1 分钟。

肩关节扭伤

肩关节扭伤推拿视频

打击或碰撞、牵拉、扭曲等因素使人体肩部软组织遭受损伤，当伤及关节时称为肩关节扭伤。本病在任何年龄均可发生。部位多在肩部上方或外侧方，并以闭合伤为其特点。

推拿要点	
推拿时间	每个部位操作 2~3 分钟。
治疗原则	活血通络，理筋整复。
注意事项	活动时应尽量避免肩部做剧烈外展和外旋活动。

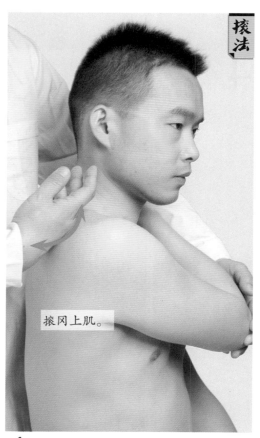

滚法

滚冈上肌。

1 患者正坐，在肩关节下垂并稍内收的姿势下，操作者用滚法滚冈上肌 2 分钟，肩部放松。

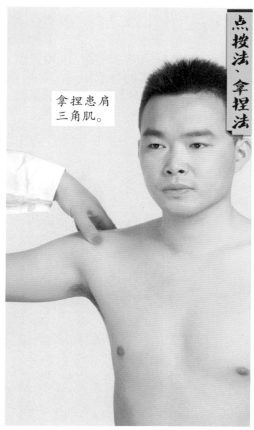

点按法、拿捏法

拿捏患肩三角肌。

2 患者正坐，操作者点按或点揉患肩三角肌部位 50 次，再用拇指和食指拿捏三角肌 2~3 分钟。

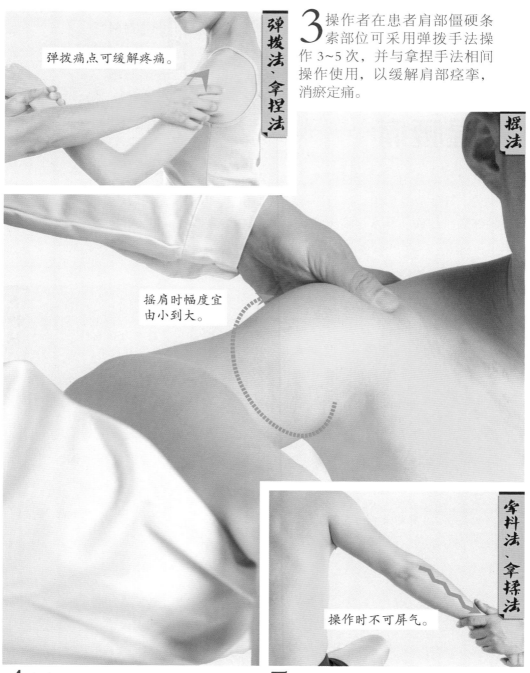

弹拨法、拿捏法

弹拨痛点可缓解疼痛。

3 操作者在患者肩部僵硬条索部位可采用弹拨手法操作 3~5 次，并与拿捏手法相间操作使用，以缓解肩部痉挛，消瘀定痛。

摇法

摇肩时幅度宜由小到大。

牵抖法、拿揉法

操作时不可屏气。

4 患者正坐，操作者用一只手扶住患者肩部，另一只手托住患者腕部，用屈臂摇肩法旋转摇肩，幅度可由小到大，反复 5~7 次。

5 患者正坐，操作者在患者肩部施以牵抖法，同时做一些轻柔的拿揉动作。

腰部疼痛，推拿按摩疗效好

风湿腰痛

风湿腰痛推拿视频

推拿要点	推拿时间
	每个穴位操作 2 分钟左右。
	治疗原则
	舒筋活血。
	注意事项
	不要久站或久坐，保持适度活动。

风湿腰痛是由于腰部遭受风、寒、湿邪的侵袭，导致血脉痹阻，运行不畅，从而引起腰部酸胀疼痛、麻木等临床症状。本病的发生与疲劳、受寒和潮湿等因素有关。

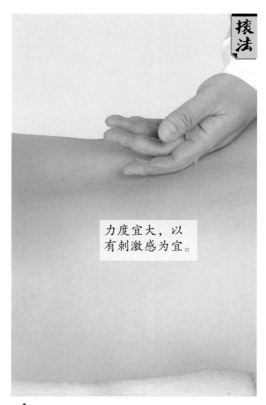

滚法

力度宜大，以有刺激感为宜。

1 患者俯卧，操作者站于一侧，沿患者腰部两侧膀胱经用较重刺激的滚法上下往返操作 5~6 遍。

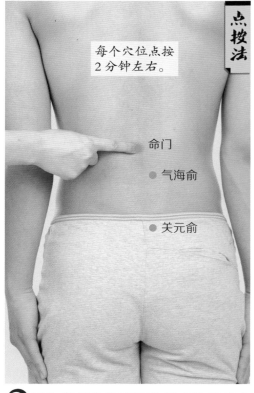

点按法

每个穴位点按 2 分钟左右。

命门

气海俞

关元俞

2 操作者用食指指腹分别点按患者命门、气海俞、关元俞或掌按脊柱两旁夹脊。也可用拇指指腹操作。

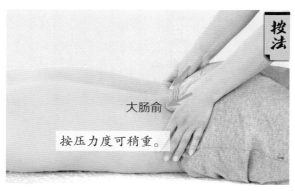

按法

大肠俞

按压力度可稍重。

3 患者俯卧，操作者用两手拇指指腹分别按压大肠俞和八髎，以有酸胀感为宜。

擦法、推法

以透热为度。

拍法

以皮肤微红为度。

4 患者俯卧，操作者用小鱼际或手掌直接擦背部两侧膀胱经，然后推擦腰骶部，均以透热为度。

5 患者俯卧，操作者用手掌拍击腰背部两侧骶棘肌，以皮肤微红为度，有酸痛感者可再在患部加热敷。

腰肌劳损

腰肌劳损推拿视频

腰肌劳损为腰部肌肉及其附着点筋膜或骨膜的慢性损伤性炎症，是腰痛的常见原因之一。主要症状是腰或腰骶部胀痛、酸痛，反复发作，疼痛可随气候变化或劳累程度而变化，如日间劳累加重，休息后可减轻，时轻时重。

推拿要点

推拿时间
每个部位操作 3~5 分钟。

治疗原则
舒筋通络，活血散瘀。

注意事项
加强腰背部肌肉锻炼，适当参加户外活动。

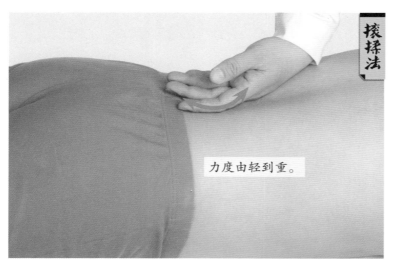

擦揉法

力度由轻到重。

1 患者俯卧，操作者站于一侧，用较重的擦揉法上下往返操作于腰骶部 5~6 遍。

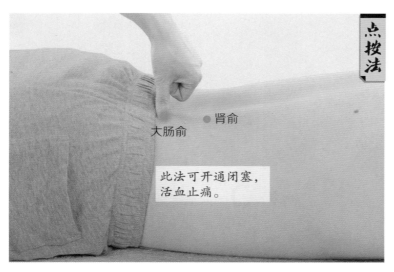

点按法

肾俞

大肠俞

此法可开通闭塞，活血止痛。

2 患者俯卧，操作者用拇指指腹分别点按肾俞和大肠俞各 1 分钟，然后再配合腰部后伸运动数次。

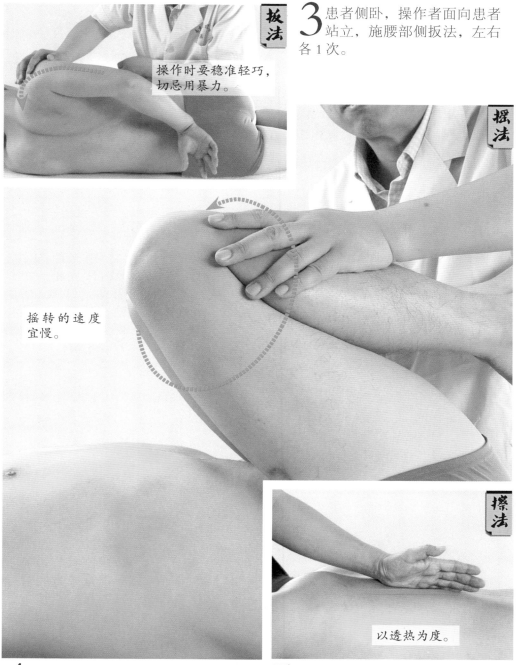

板法

操作时要稳准轻巧，
切忌用暴力。

3 患者侧卧，操作者面向患者站立，施腰部侧扳法，左右各 1 次。

摇法

摇转的速度
宜慢。

擦法

以透热为度。

4 患者仰卧，双下肢屈膝屈髋，操作者抱住患者双膝做腰骶旋转，顺时针、逆时针各旋转 8~10 次。

5 操作者用小鱼际直接擦患者腰背部两侧膀胱经，然后横擦腰骶部，以透热为度。

急性腰扭伤

急性腰扭伤推拿视频

急性腰扭伤是指腰部肌肉、筋膜、韧带等软组织因外力作用突然受到过度牵拉而引起的急性撕裂伤，常发生于搬抬重物、腰部肌肉强力收缩时。急性腰扭伤可使腰骶部肌肉的附着点、骨膜、筋膜和韧带等组织撕裂。

推拿要点

推拿时间
每个穴位操作 1 分钟左右。

治疗原则
舒筋活血，理筋整复。

注意事项
注意局部保暖，疼痛消失后要加强腰部的功能训练。

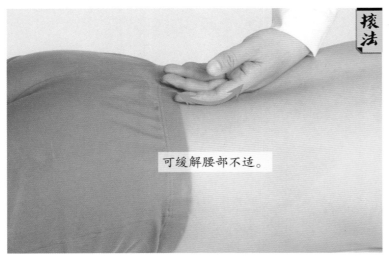

滚法

可缓解腰部不适。

1 患者俯卧，肢体放松，操作者站于患侧，用滚法或按揉法在腰椎两旁骶棘肌往返治疗 3~5 遍。

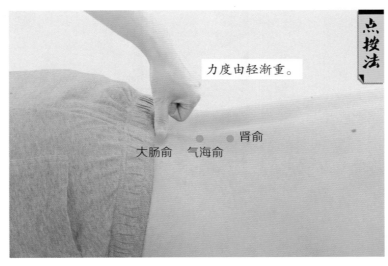

点按法

力度由轻渐重。

肾俞

大肠俞　气海俞

2 用双手拇指指腹分别点按腰阳关、肾俞、气海俞、大肠俞等穴，每穴点按 1 分钟，以产生酸胀感为度。

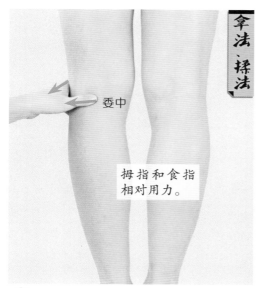

拿法、揉法

委中

拇指和食指
相对用力。

3 用拇指和食指相对拿揉委中（腘窝中点），以有酸胀感为度。

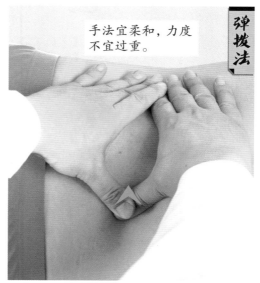

弹拨法

手法宜柔和，力度
不宜过重。

4 患者俯卧，操作者在痛点或肌肉痉挛处施弹拨法，弹拨时手法宜轻柔，每处 3~5 次。

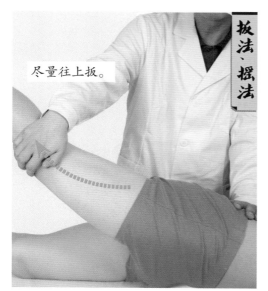

扳法、摇法

尽量往上扳。

5 操作者一只手掌按住腰骶部，另一只手托住患者一侧大腿下 1/3 处做扳法，反复操作 5~8 次。然后摇晃旋转患者腰骶部和髋部，左右各数次。

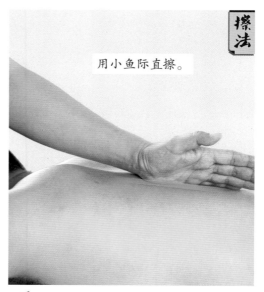

擦法

用小鱼际直擦。

6 患者俯卧，在受伤一侧，沿骶棘肌纤维方向，操作者用小鱼际进行直擦，以透热为度。

腰椎间盘突出症

腰椎间盘突出症视频

腰椎间盘突出症是较为常见的疾病之一，主要是因为腰椎间盘有不同程度的退行性改变。在外力因素的作用下，腰椎间盘的纤维环破裂，髓核组织从破裂之处突出（或脱出）于后方或椎管内，导致相邻脊神经根遭受刺激或压迫，从而出现腰部疼痛，一侧下肢或双下肢麻木、疼痛等一系列临床症状。

推拿要点

推拿时间
每个部位操作 2~3 分钟。

治疗原则
舒筋通络，活血化瘀。

注意事项
平时要有良好的坐姿，睡眠时的床不宜太软。长期伏案工作者需要注意桌、椅高度，保持正确姿势。

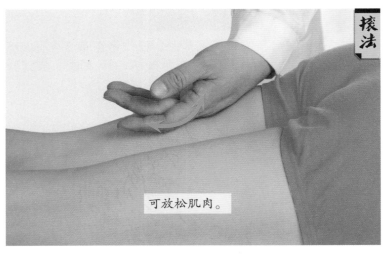

滚法

可放松肌肉。

1 患者俯卧，操作者立于患者一侧，在患者腰臀及下肢用轻柔的滚法治疗，反复操作 3~5 遍，以放松肌肉。

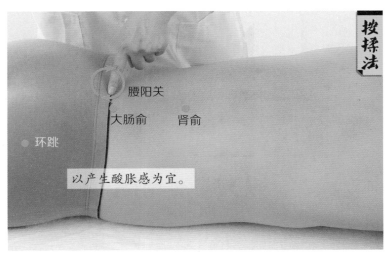

按揉法

腰阳关
大肠俞　肾俞
● 环跳
以产生酸胀感为宜。

2 患者俯卧，操作者用食指指腹分别按揉腰阳关、肾俞、大肠俞、环跳，每个穴位按揉 2~3 分钟。

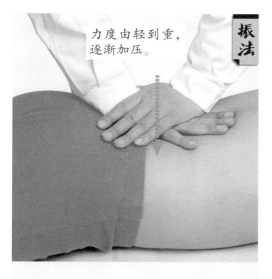

力度由轻到重，逐渐加压。

振法

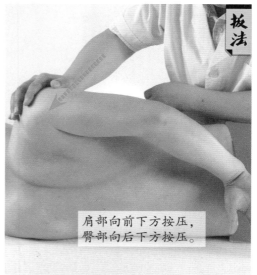

扳法

肩部向前下方按压，臀部向后下方按压。

3 患者俯卧，操作者用左手掌叠放于右手背上，向下有节奏地按压腰部，使腰部振动，由轻到重，逐渐加压，然后放松，反复操作 1~2 分钟。

4 患者侧卧，使患侧在上，操作者面向患者站立，一只手按住肩前，另一只手或肘部压在臀部后上方，两手同时用力，做腰部斜扳法，常可听到腰部发出"喀嗒"的响声。

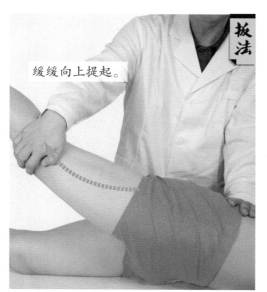

缓缓向上提起。

扳法

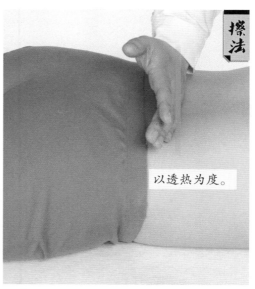

擦法

以透热为度。

5 患者侧卧，操作者位于患者一侧，一只手扶住患者膝部上方，缓缓向上提起，另一只手紧压在腰部患处，当腰后伸到最大限度时，两手同时用力做相反方向扳动。

6 患者俯卧，操作者以压痛点为中心，用小鱼际直擦腰骶部，以透热为度。

坐骨神经痛

坐骨神经痛是以坐骨神经主干及分布区域疼痛为主的综合征。坐骨神经痛的绝大多数病例是继发于坐骨神经局部及周围结构的病变对坐骨神经的刺激、压迫与损害，称为继发性坐骨神经痛；少数为原发性，即坐骨神经炎。

推拿要点	
推拿时间	每个部位操作 2~3 分钟。
治疗原则	舒筋活血。
注意事项	坐骨神经痛患者宜睡硬板床，不建议睡过软的床。

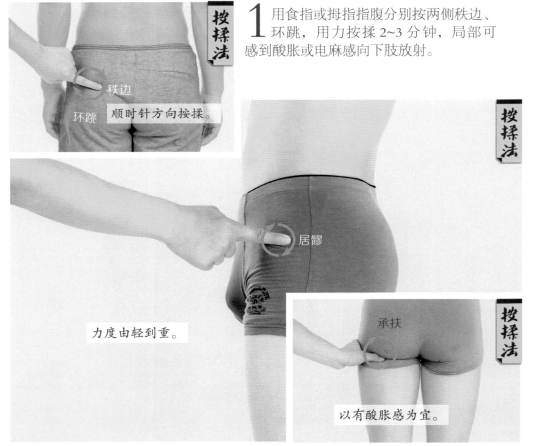

1 用食指或拇指指腹分别按两侧秩边、环跳，用力按揉 2~3 分钟，局部可感到酸胀或电麻感向下肢放射。

按揉法

秩边

环跳

顺时针方向按揉。

居髎

按揉法

力度由轻到重。

承扶

按揉法

以有酸胀感为宜。

2 操作者用食指或拇指指腹用力按揉居髎，指力逐步加重，渐渐深透，持续 2~3 分钟。

3 操作者用拇指脂腹按揉承扶 2 分钟左右，以局部有酸胀感为度。

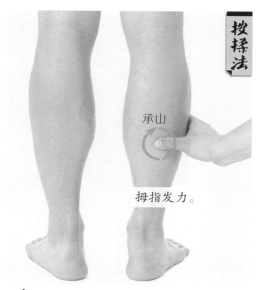

按揉法

承山

拇指发力。

4 操作者用拇指指腹按揉承山1分钟，以局部有酸胀感为度。

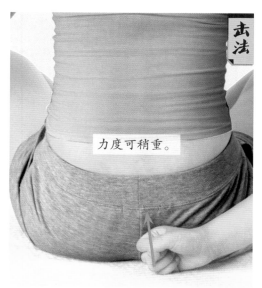

击法

力度可稍重。

5 操作者握拳叩击腰俞10次左右。

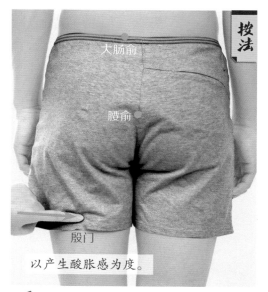

按法

大肠俞

腰俞

殷门

以产生酸胀感为度。

6 操作者用食指指腹分别按压殷门、腰俞、大肠俞20次。

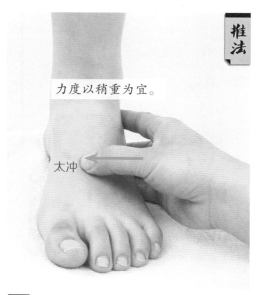

推法

力度以稍重为宜。

太冲

7 用拇指指腹由足大趾、二趾之间向上推压至太冲，操作20次左右，力度可稍重。

产后腰骶痛

产后腰骶痛推拿视频

产后腰骶痛是女性产后以腰骶部疼痛为主要症状的一种病症，可表现为腰部一侧或两侧疼痛，有时会牵及腿痛。劳累时加重，休息后可缓解。

推拿要点

推拿时间
每个部位操作 2 分钟左右。

治疗原则
舒筋通络，活血化瘀。

注意事项
不要过度劳累，不做重体力劳动，注意多休息。

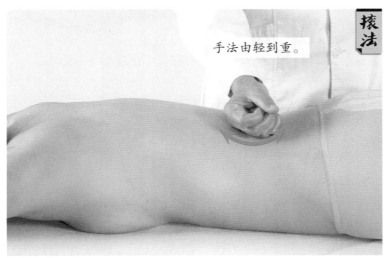

手法由轻到重。

滚法

1 患者俯卧，用滚法在压痛点周围治疗，逐渐移至疼痛处，然后顺骶棘肌纤维方向用滚法操作，往返 3~4 遍，配合腰部后伸活动，幅度由小到大，手法压力由轻到重。

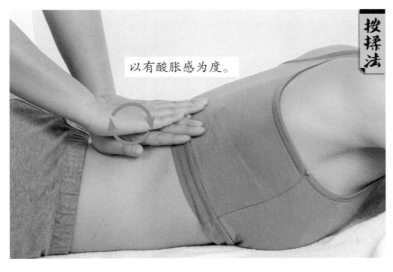

以有酸胀感为度。

按揉法

2 患者俯卧，操作者一只手按于肾俞，另一只手叠加在手背上，顺时针方向按揉，力度由轻到重。

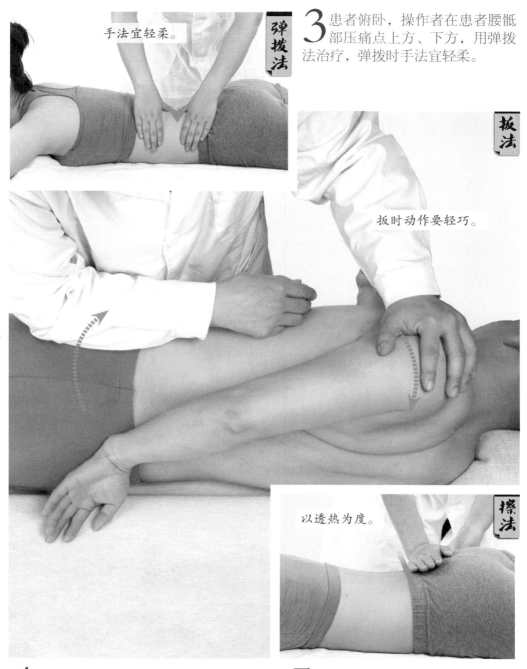

弹拨法

手法宜轻柔。

3 患者俯卧，操作者在患者腰骶部压痛点上方、下方，用弹拨法治疗，弹拨时手法宜轻柔。

扳法

扳时动作要轻巧。

擦法

以透热为度。

4 患者侧卧，操作者用一只手抵住患者肩部，另一只手用手臂抵住臀部，把腰旋转至最大限度后，两手同时用力做相反方向扳动。

5 患者俯卧，操作者用手掌横擦患者腰骶部，以透热为度。

揉一揉，快速缓解手部疼痛

腱鞘炎（妈妈手）

腱鞘炎推拿视频

推拿要点

推拿时间
每个部位操作 2 分钟左右。

治疗原则
舒筋通络，活血化瘀。

注意事项
治疗期间，患手应避免用力，不要受到寒冷刺激。

腱鞘是保护肌腱的滑液鞘，分两层包绕着肌键，两层之间有腱鞘滑液。当肌腱长期过度摩擦，即可发生肌腱和腱鞘的损伤性炎症，引起肿胀，称为腱鞘炎。

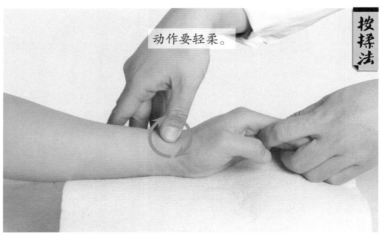

动作要轻柔。

按揉法

1 患者正坐，腕背朝上，操作者用拇指指腹在桡骨茎突（手腕拇指侧高起的骨头）上反复按揉 3~5 遍。

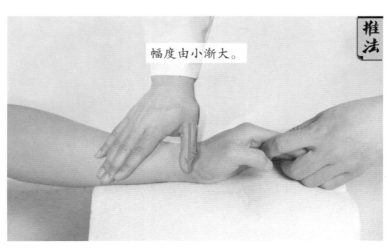

幅度由小渐大。

推法

2 患者正坐，腕背朝上，操作者一只手握住患者手部，另一只手用拇指在桡骨茎突上下直推 5~10 次。

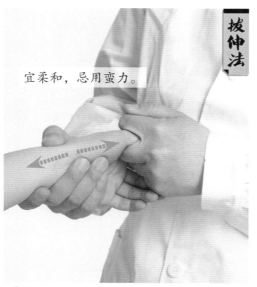

拔伸法

宜柔和，忌用蛮力。

3 操作者一只手的食指和中指夹住患指的远端指骨，另一只手握住患肢的掌指关节近端，进行反方向拔伸。

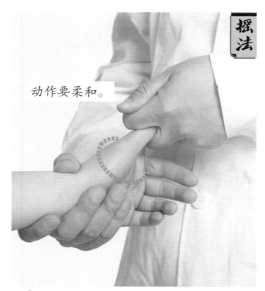

摇法

动作要柔和。

4 操作者一只手以食指、中指夹持患肢拇指近侧节，另一只手抓握患部，两手对抗牵引，同时做患腕的内收、外展及旋转活动。

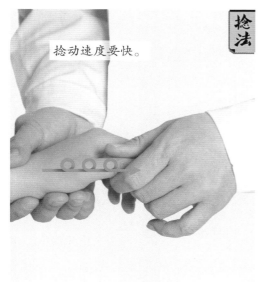

捻法

捻动速度要快。

5 操作者一只手握住患肢手腕，另一只手的拇指和食指指腹捻住患肢的掌指关节，由里向外捻患指，约2分钟。

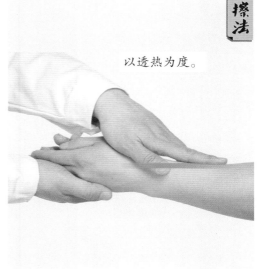

擦法

以透热为度。

6 操作者一只手握住患肢手指，另一只手在患肢从第1掌骨背侧到前臂用擦法沿直线来回操作，以透热为度。病程长者可加药敷、熏洗。

腕管综合征（鼠标手）

鼠标手推拿视频

随着电脑的普及，人们办公、学习时常需要长时间频繁地操作电脑、键盘、鼠标等，因而导致手部过度劳损，久而久之便容易形成"鼠标手"。"鼠标手"是腕管综合征的俗称，是正中神经在腕部的腕管内受卡压而引起手指麻木和功能障碍的一种病症。

推拿要点

推拿时间
每个部位操作 2 分钟左右。

治疗原则
舒筋通络，活血化瘀。

注意事项
长时间使用电脑时选择合适的鼠标、鼠标垫，缓解腕关节压力。不要长时间保持一种姿势，避免手指及腕部过度用力，多做手部及腕部的伸展运动。

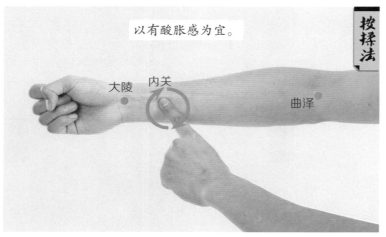

以有酸胀感为宜。

大陵　内关　曲泽

按揉法

1 用拇指或食指指腹按揉曲泽、内关、大陵等穴，以有酸胀感为宜。

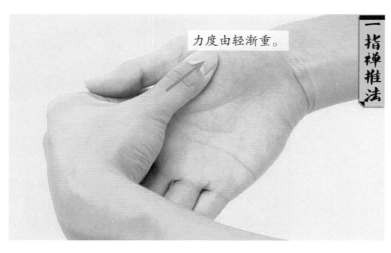

力度由轻渐重。

一指禅推法

2 用一指禅推法在前臂至手部沿手厥阴心包经往复直推，在腕管及大鱼际处应重点推，力度应由轻逐渐加重。

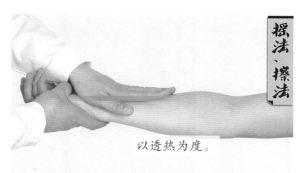

摇法、擦法

3 操作者先用摇法摇患肢腕关节及指关节，再用擦法擦腕部，注意力度，以透热为度。

以透热为度。

按法

按压力度宜大。

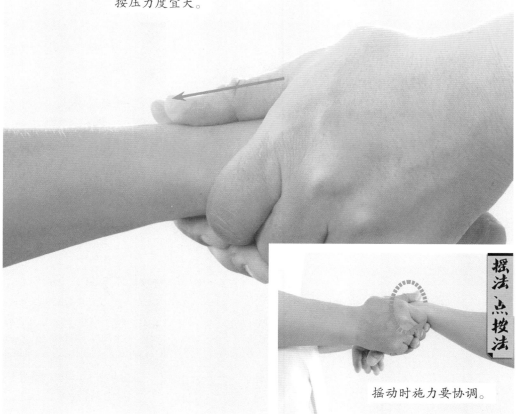

摇法、点按法

摇动时施力要协调。

4 操作者双手握住患肢掌部，两手并拢，按压腕关节处，按压力度可稍重。

5 操作者双手握住患肢，摇晃腕关节，然后用拇指点按手腕背部，使其伸至最大限度，随即屈曲，并左右各旋转手腕 2~3 次。

腕关节扭伤

腕关节扭伤推拿视频

推拿时间
每个穴位操作 1 分钟左右。

治疗原则
舒筋活血，通络止痛。

注意事项
肿胀明显者可在推拿治疗后用中药外敷。

腕关节扭伤以腕周围软组织的扭伤较为常见。一般多有外伤史，如在生产劳动、体育运动或日常生活中，不慎跌扑，手掌猛力撑地所致，或因持物而突然旋转及伸屈腕关节所致。急性损伤可见腕部肿胀疼痛，功能活动受限，活动时疼痛加剧，局部有明显压痛。本书的推拿手法主要适用于急性腕关节扭伤。

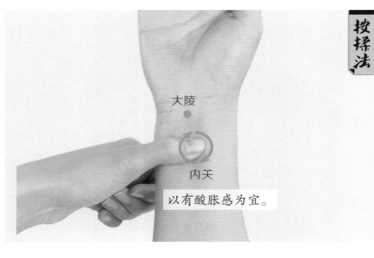

按揉法

大陵

内关

以有酸胀感为宜。

1 患肢掌侧向上，操作者用拇指指腹在内关、大陵重点按揉，以患者有酸胀感为度。

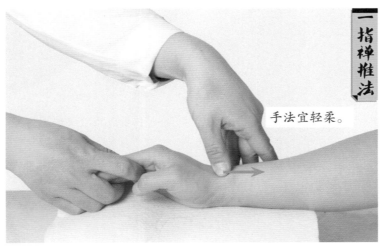

一指禅推法

手法宜轻柔。

2 患者正坐，其患肢前臂及腕部垫枕巾或毛巾，操作者用一指禅推法在腕关节周围，尤其是压痛点处操作，手法宜轻柔。

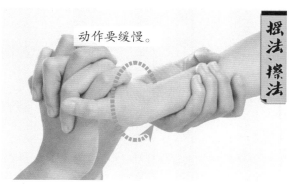

动作要缓慢。

摇法、擦法

3 操作者先用摇法摇患肢腕关节及指关节，再用擦法擦腕部，以舒筋活络。

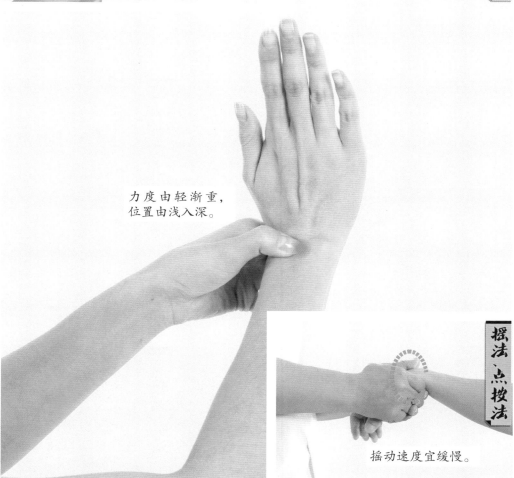

点按法

力度由轻渐重，位置由浅入深。

摇法、点按法

摇动速度宜缓慢。

4 患者手背朝上，操作者拇指放于腕关节的背侧，用拇指指端点按腕关节背侧间隙内，以产生酸、麻、胀感觉为佳。

5 操作者双手握住患肢，摇晃腕关节，然后用拇指点按手腕背，屈伸至最大限度，并左右各旋转其手腕2~3次。

肱骨外上髁炎（网球肘）

网球肘推拿视频

推拿要点

推拿时间
每个部位操作 2 分钟左右。

治疗原则
舒筋通络，活血祛瘀。

注意事项
注意休息腕部，停止会引起肘部疼痛的动作，如打网球、干家务等。

"网球肘"的学名是肱骨外上髁炎，以肘部外侧疼痛为主要症状。由于本病常见于网球运动员，故称"网球肘"。如果反复地伸展手腕（如网球的反拍击打动作），容易导致这组肌肉的肌腱部分劳损，从而导致"网球肘"。

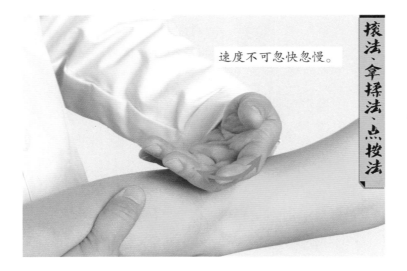

速度不可忽快忽慢。

滚法、拿揉法、点按法

1 操作者一只手扶患者臂部，另一只手沿患肢肘部外侧，以压痛点为主，向前臂上端施以滚法、拿揉法、点按法。

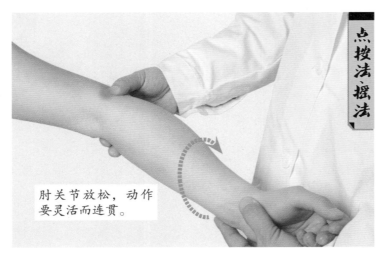

肘关节放松，动作要灵活而连贯。

点按法、摇法

2 患者掌心向上，操作者一只手置肘部，拇指放于痛点点按；另一只手置前臂下端，同时将前臂做由内向外的旋转运动。

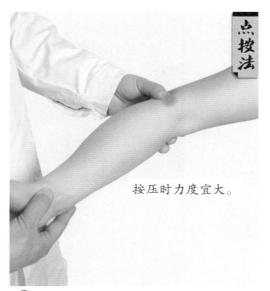

点按法

按压时力度宜大。

3 患肢肘部伸直，操作者一手置于前臂下端，另一只手用拇指指腹用力点按痛点 2 分钟左右。

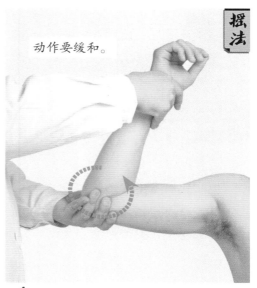

摇法

动作要缓和。

4 操作者将患肢前臂旋前，同时屈肘、伸直，来回旋转摇晃 6~7 次。

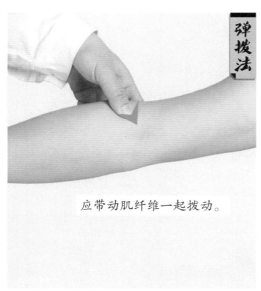

弹拨法

应带动肌纤维一起拨动。

5 操作者将拇指指腹置于患肢肘部痛点，以痛点为中心，用拇指弹拨局部，力度宜由轻到重。

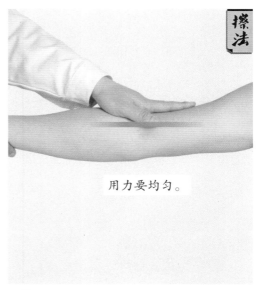

擦法

用力要均匀。

6 患者上肢放松，操作者在肘部以痛点为中心，用手掌施行擦法。

膝部、腿部、足部关节疼痛不再来

膝关节滑膜炎

膝关节滑膜炎推拿视频

膝关节滑膜炎是滑膜受到刺激产生炎症，造成滑膜分泌液体增多，从而形成积液的一种膝关节病变。膝关节是全身关节中滑膜最多的关节，故滑膜炎以膝为多见。

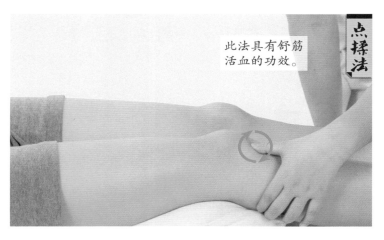

此法具有舒筋活血的功效。

点揉法

1 操作者用拇指指腹轻轻点揉患肢膝关节周围痛点，操作 3~5 分钟。

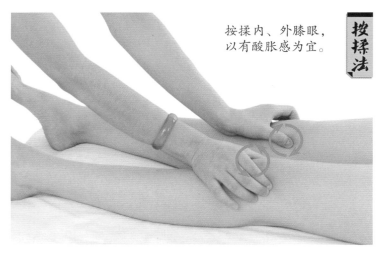

按揉内、外膝眼，以有酸胀感为宜。

按揉法

2 操作者用拇指和食指指腹分别置于患肢膝部内膝眼和外膝眼，轻轻按揉 3~5 分钟。

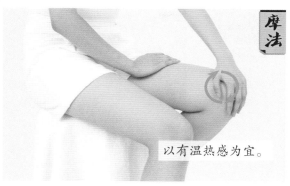

摩法

3 用掌摩法施于膝关节及周围，操作约5分钟，直至有温热感为宜。

以有温热感为宜。

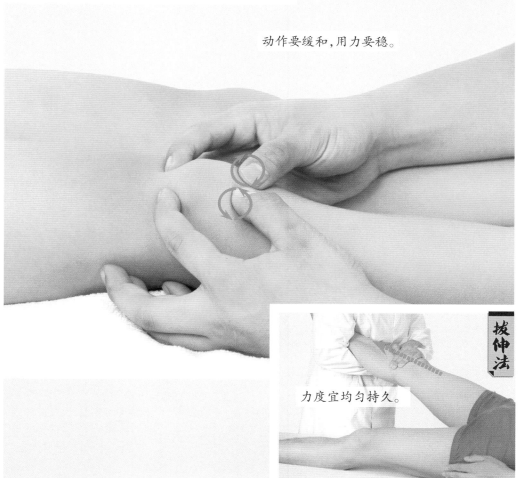

按揉法

动作要缓和，用力要稳。

拔伸法

力度宜均匀持久。

4 患者腿部伸直或仰卧，操作者两手拇指与食指分别放于髌骨两侧，用拇指指腹重点按揉髌骨。

5 患者仰卧，操作者抱住患肢小腿抬起，两手臂及身体协调施力，向上拔伸膝关节。疼痛甚者，加擦法以及湿热敷。

髋关节滑囊炎

髋关节滑囊炎推拿视频

髋关节滑囊位于髋关节肌腱和关节周围，内含少量滑液，主要起减小摩擦、缓冲震荡的作用，因下肢长期过度外展、久站久坐、过度劳累、感受风寒湿邪、跌倒撞伤髋关节等，使髋关节滑囊受到牵拉和挤压而出现炎症。不少患者在伤后仅感患肢不适，行走如常，2~3 天或更长时间后才感患肢酸痛，行走不利，并逐渐发展为患肢不能站立、行走、跛行或绕行，髋关节压痛，活动关节时疼痛加重，髋关节活动度下降，屈髋时有响声等。

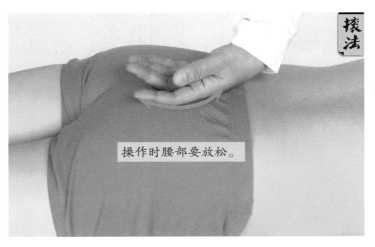

滚法

操作时腰部要放松。

1 患者俯卧或侧卧（伤侧在上），操作者在其髋关节周围施以滚法，操作 5 分钟左右。

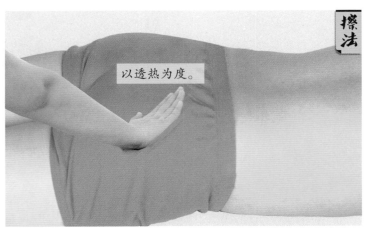

擦法

以透热为度。

2 操作者用手掌擦髋关节外侧和前侧，以透热为度。亦可配合舒筋药水涂擦，然后外敷中药。

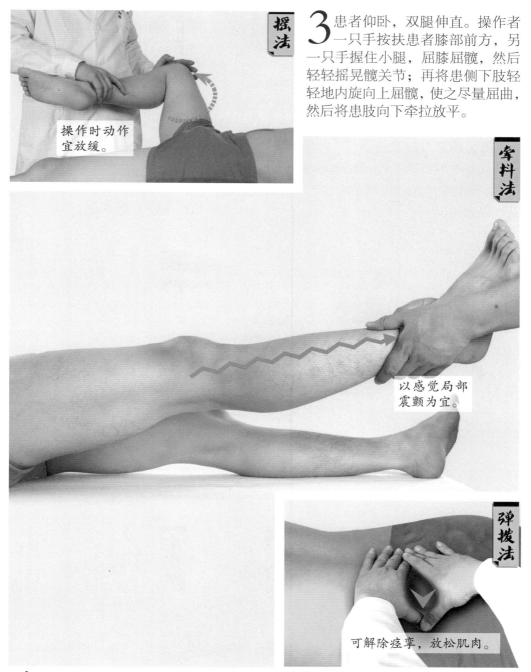

摇法

操作时动作
宜放缓。

3 患者仰卧，双腿伸直。操作者
一只手按扶患者膝部前方，另
一只手握住小腿，屈膝屈髋，然后
轻轻摇晃髋关节；再将患侧下肢轻
轻地内旋向上屈髋，使之尽量屈曲，
然后将患肢向下牵拉放平。

牵抖法

以感觉局部
震颤为宜。

弹拨法

可解除痉挛，放松肌肉。

4 患者仰卧，操作者用双手呈前后位
持握患侧下肢，在小腿后侧做对抗
牵引，继而向上提拉牵引，患者髋关节
在牵引下外旋外展并伸直。

5 患者病情减轻后，操作者再用弹拨
手法拨理髋关节周围肌肉，以解除
痉挛。

跟腱周围炎

跟腱周围炎推拿视频

跟腱周围炎是跟腱及腱围部位发炎，是一种无菌性慢性创伤。无明显的直接外伤史，大部分是进行下肢负荷过多的跑跳动作时，踝关节做快速屈伸，跟腱也受强力，反复长时间的牵拉，使跟腱被拉长拉紧，肌肉中的血管受到牵拉、挤压使跟腱受损导致的。

推拿要点

推拿时间
每个部位操作2~5分钟。

治疗原则
舒筋通络，消肿止痛。

注意事项
急性发作期要注意休息患肢。

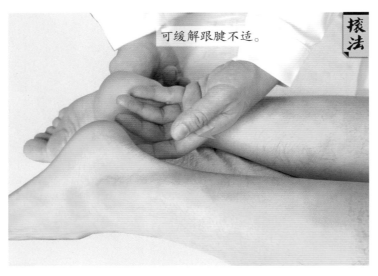

滚法

可缓解跟腱不适。

1 患者俯卧，小腿及踝前垫薄枕，操作者用滚法沿跟腱至小腿后部治疗。

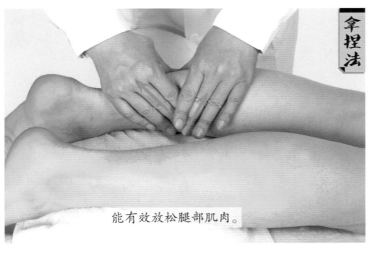

拿捏法

能有效放松腿部肌肉。

2 患者俯卧，操作者用双手拿捏腓肠肌（在小腿肚上）。一侧拿捏约2分钟后换另一侧。

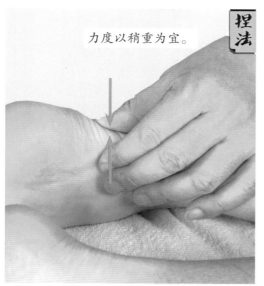

捏法

力度以稍重为宜。

3 患者俯卧，操作者立其患侧，用拇指和其余四指捏跟腱，时间约 2 分钟。

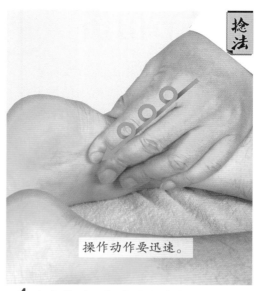

捻法

操作动作要迅速。

4 患者俯卧，操作者用拇指和食指相对捻跟腱，时间约 2 分钟。

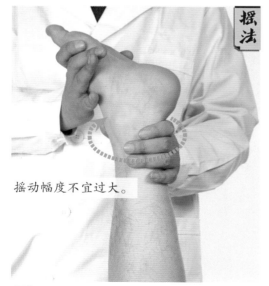

摇法

摇动幅度不宜过大。

5 患者俯卧，屈膝 90°，脚心朝上，操作者一只手扶住跟腱，一只手拿住脚面，摇踝关节，操作 5 分钟。

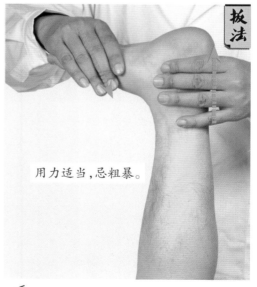

扳法

用力适当，忌粗暴。

6 摇踝关节之后，稍作放松，然后施以踝关节背屈扳法，时间约 2 分钟。

踝关节扭伤

踝关节扭伤推拿视频

踝关节扭伤是指踝关节在趾屈位，足跟强力内翻，而使踝部外侧韧带损伤。多见于行走或跑步时突然在不平的地面上不慎失足或在骑自行车、踢球等运动中不慎跌倒，使足过度内翻所致。

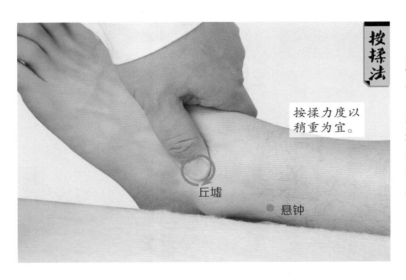

按揉力度以稍重为宜。

丘墟

悬钟

按揉法

1 患者仰卧，操作者用拇指指腹按揉踝部，先从患部到周围，接着自外踝经小腿外侧至阳陵泉，按揉数遍，重点在丘墟、悬钟、阳陵泉按揉或点按，以感到酸胀为度。

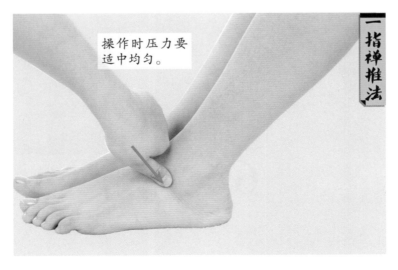

操作时压力要适中均匀。

一指禅推法

2 操作者用一指禅推法推患处，从局部向周围扩散。

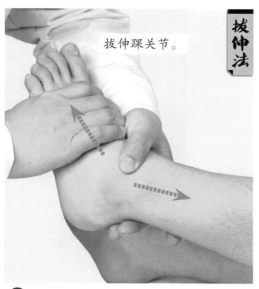

拔伸踝关节。

拔伸法

3 操作者一只手固定患者伤侧小腿下端，另一只手握住脚背，两手臂协调施力，进行反方向拔伸、内翻踝关节，并小幅度内外旋转。

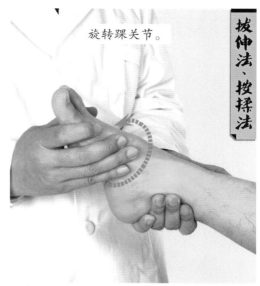

旋转踝关节。

拔伸法、按揉法

4 操作者双手将患者患足握住，轻轻拔伸、外翻踝关节，并在扭伤处进行轻轻按揉，同时配合踝关节的内外旋转。

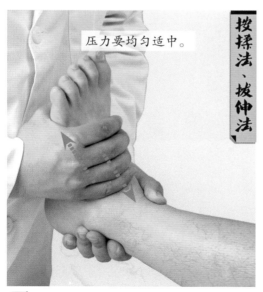

压力要均匀适中。

按揉法、拔伸法

5 操作者先用拇指轻轻按揉踝关节，然后一只手托足跟，一只手握足背，做踝关节的拔伸，捋顺足部经脉。

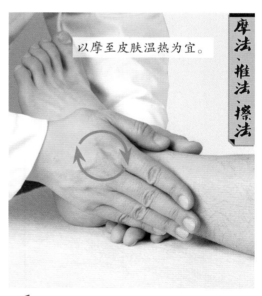

以摩至皮肤温热为宜。

摩法、推法、擦法

6 操作者用双手反复摩足踝数次，继而推、擦足背，经踝至小腿，使局部温热。

足跟痛

足跟痛推拿视频

足跟痛又称脚跟痛，是指跟骨结节周围慢性劳损所引起的以疼痛、行走困难为主要表现的一种病症。疼痛以晨起下床开始站立或走路时剧烈，活动后减轻，但久站久行后疼痛又加重，休息后减轻为主要特点。

推拿要点

推拿时间
每个部位操作 2~5 分钟。

治疗原则
舒筋通络，活血止痛。

注意事项
患者在急性期应适当休息，减少负重，不宜做剧烈运动。注意局部保暖，避免寒冷刺激。

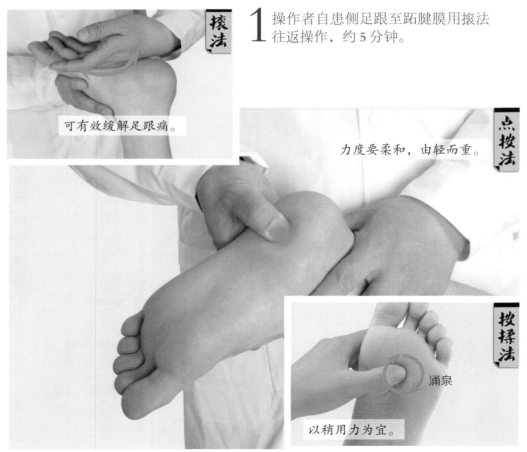

滚法

可有效缓解足跟痛。

1 操作者自患侧足跟至跖腱膜用滚法往返操作，约 5 分钟。

点按法

力度要柔和，由轻而重。

按揉法

涌泉

以稍用力为宜。

2 操作者一只手握住患者脚跟，一只手用拇指指腹点按足跟部痛点，操作 2 分钟左右。

3 操作者一只手托住脚跟，另一只手用拇指指腹按揉涌泉，以产生酸胀感为宜。

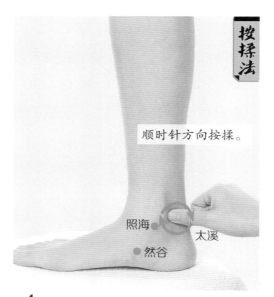

顺时针方向按揉。

照海　太溪　然谷

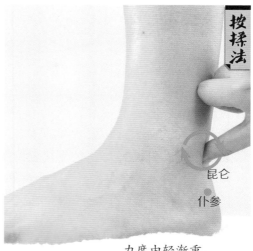

昆仑　仆参

力度由轻渐重。

4 操作者用拇指指腹分别按揉患者脚部太溪、照海、然谷，每个穴位按揉 3~5 分钟，以产生酸胀感为宜。

5 操作者用拇指指腹分别按揉患者脚部昆仑、仆参，每个穴位按揉 3~5 分钟，以产生酸胀感为宜。

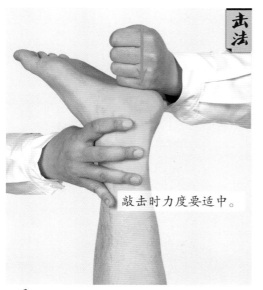

敲击时力度要适中。

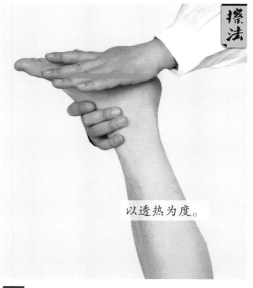

以透热为度。

6 患者俯卧，屈膝 90°，足底朝上。操作者以一只手握其足部以固定踝关节，另一只手握拳，对准骨刺部位敲击数十次。

7 同上姿势，操作者自足跟沿跖腱膜方向施擦法，以透热为度。

膝盖痛

膝盖痛推拿视频

导致膝盖疼痛的原因有很多。在日常生活中，多数膝盖疼痛并不是由外伤所引起的，膝盖长时间受凉和巨大的温差是导致膝盖疼痛的主要原因。尤其在秋天，冷暖交替之际，低温或巨大的温差会导致膝盖周围肌肉和血管收缩，引起膝盖疼痛。

推拿要点

推拿时间
每个部位操作2分钟左右。

治疗原则
舒筋通络，活血化瘀。

注意事项
减轻膝关节的负荷，避免膝关节过度运动。

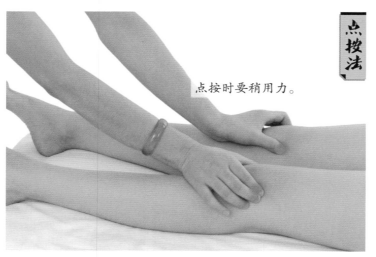

点按时要稍用力。

点按法

1 患者取仰卧位，操作者用双手拇指指腹点按患侧内膝眼、外膝眼各1分钟，以膝关节有酸胀感为度。

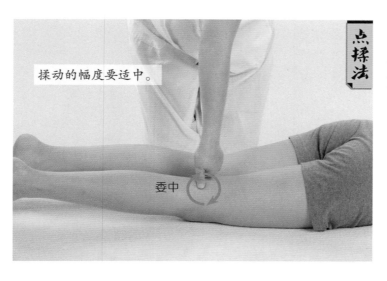

揉动的幅度要适中。

委中

点揉法

2 患者取俯卧位，操作者用拇指按于患侧委中，由轻渐重点揉20～40次。

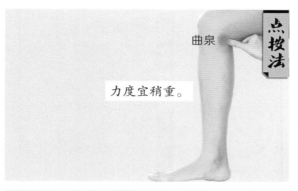

曲泉

点按法

力度宜稍重。

3 患者屈膝，操作者用拇指指腹按于曲泉，由轻渐重点按30次。

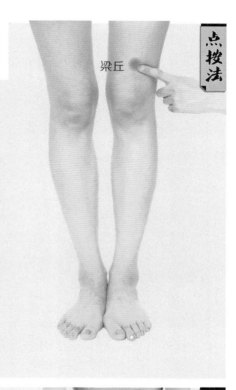

梁丘

点按法

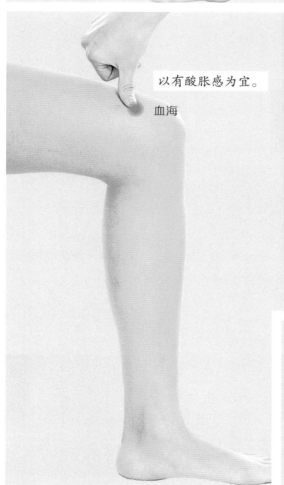

以有酸胀感为宜。

血海

4 用拇指指腹点按血海、梁丘，以有酸胀感为宜。

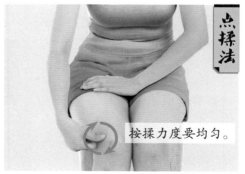

点揉法

按揉力度要均匀。

5 用拇指指腹点揉膝关节周围痛点，以有酸胀感为度。亦可配合舒筋药水涂擦，然后外敷中药或洗药热敷。

揉揉按按，缓解全身性疼痛

风湿性关节炎

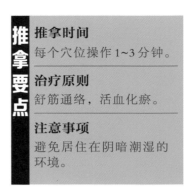

风湿性关节炎推拿视频

推拿要点	
推拿时间	每个穴位操作 1~3 分钟。
治疗原则	舒筋通络，活血化瘀。
注意事项	避免居住在阴暗潮湿的环境。

风湿性关节炎是一种常见的急性或慢性结缔组织炎症。通常所说的风湿性关节炎是风湿热的主要表现之一，临床以关节和肌肉游走性酸楚、红肿、疼痛为主要特征。

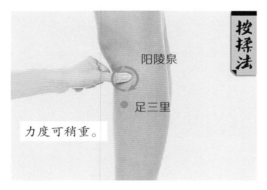

按揉法

阳陵泉

足三里

力度可稍重。

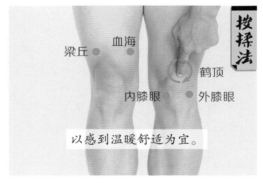

按揉法

梁丘　血海

鹤顶

内膝眼　外膝眼

以感到温暖舒适为宜。

1 按揉膝关节：操作者用拇指或食指指腹按揉阳陵泉、足三里、血海、梁丘、鹤顶、外膝眼、内膝眼各 1~3 分钟。

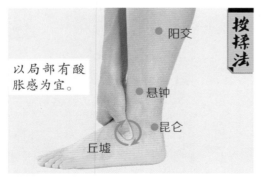

按揉法

阳交

以局部有酸胀感为宜。

悬钟

昆仑

丘墟

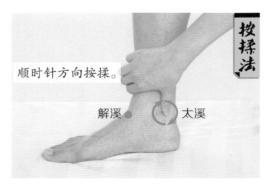

按揉法

顺时针方向按揉。

解溪　太溪

2 按揉踝关节：操作者用拇指或食指指腹按揉解溪、丘墟、阳交、昆仑、太溪、悬钟各 1~3 分钟。

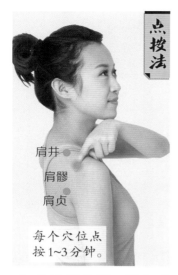

点按法

肩井

肩髎

肩贞

每个穴位点
按1~3分钟。

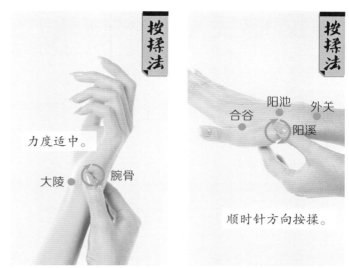

按揉法

力度适中。

大陵 ● ○ 腕骨

按揉法

合谷　阳池　外关
　　○
　　　阳溪

顺时针方向按揉。

3 点按肩关节：操作者
用拇指或食指指腹点
按肩髎、肩髃、肩井、肩
贞各 1~3 分钟。

4 按揉腕关节：操作者用拇指或食指指腹按揉大陵、
腕骨、合谷、阳池、阳溪、外关各 1~3 分钟。

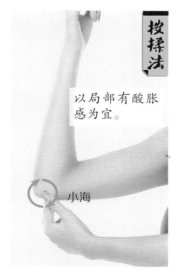

按揉法

以局部有酸胀
感为宜。

小海

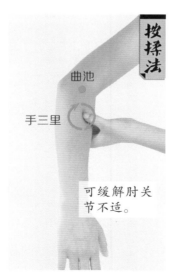

按揉法

曲池

手三里

可缓解肘关
节不适。

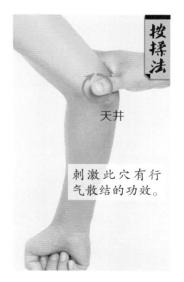

按揉法

天井

刺激此穴有行
气散结的功效。

5 按揉肘关节：操作者用拇指指腹按揉小
海、曲池、手三里、天井各 1~3 分钟。

类风湿关节炎

类风湿关节炎推拿视频

类风湿关节炎是一种以关节病变为主的慢性全身性自身免疫性疾病。主要临床表现为小关节滑膜所致的关节肿痛，继而软骨破坏、关节间隙变窄，晚期因骨质严重破坏、吸收导致关节僵直、畸形，出现功能障碍。

推拿要点

推拿时间
患病部位操作 5~8 分钟，穴位操作 2 分钟左右。

治疗原则
舒筋通络，活血化瘀。

注意事项
保持生活环境干燥清爽，避免在潮湿的环境下生活和工作。

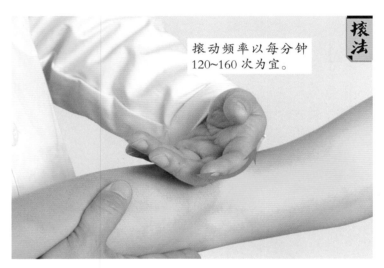

擦动频率以每分钟 120~160 次为宜。

滚法

1 在病变周围施以擦法，时间约 8 分钟，同时配合该关节的被动运动。

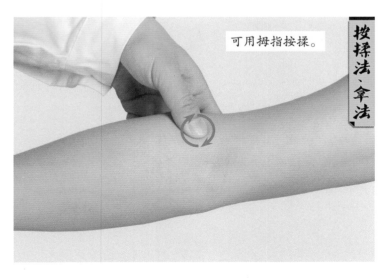

可用拇指按揉。

按揉法、拿法

2 用拇指指腹按揉病变关节周围穴位，每个穴位时间约 2 分钟；对病变关节施以拿法，时间约 5 分钟。

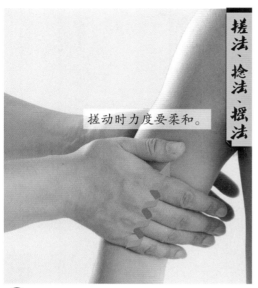

搓法、捻法、摇法

搓动时力度要柔和。

3 对病变关节较大部位，施以搓法，时间约5分钟；病变关节较小部位，施以捻法，时间约2分钟；病变关节出现功能障碍，可施以摇法，时间约2分钟。

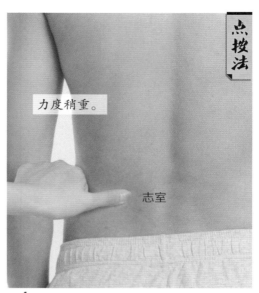

点按法

力度稍重。

志室

4 操作者用拇指指腹点按患者志室1~2分钟，以有酸胀感为度。

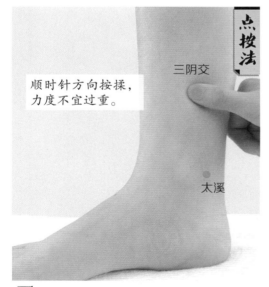

点按法

三阴交

顺时针方向按揉，力度不宜过重。

太溪

5 操作者用拇指指腹分别点按或按揉患者三阴交和太溪，每个穴位点按1~2分钟。

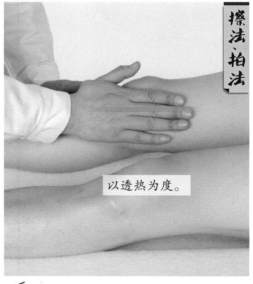

擦法、拍法

以透热为度。

6 操作者用擦法在患者病变关节部位操作，再施以拍法使热透入关节。

急性痛风性关节炎

急性痛风性关节炎是常见风湿病之一。常于深夜发作，关节疼痛呈进行性加剧，呈撕裂样、刀割样或咬噬样疼痛，难以忍受，部分患者会有发热、寒战、头痛、心悸和恶心等全身症状。

推拿要点	
推拿时间	病变关节较大部位操作8~10分钟；病变关节较小部位操作5~8分钟。
治疗原则	舒筋通络，活血止痛。
注意事项	当关节炎发作时，可以用热毛巾敷患处，每天20分钟，能有效缓解疼痛。

滚法

有舒筋活血，解痉止痛的功效。

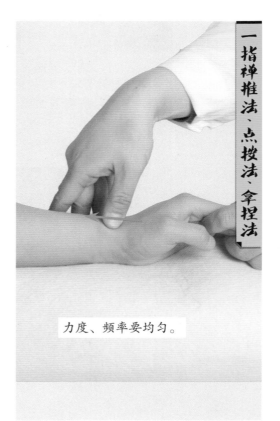

一指禅推法、点按法、拿捏法

力度、频率要均匀。

1 操作者用滚法在患者四肢关节处操作，以病变关节作为重点，时间约10分钟，同时配合该关节的功能运动。

2 对病变关节较小的部位用一指禅推法或以指按揉，时间5~8分钟；用拇指或中指指腹对病变关节周围的穴位进行点揉或点按，每穴约1分钟；对病变关节周围施以拿捏法或拿揉法，时间8~10分钟。

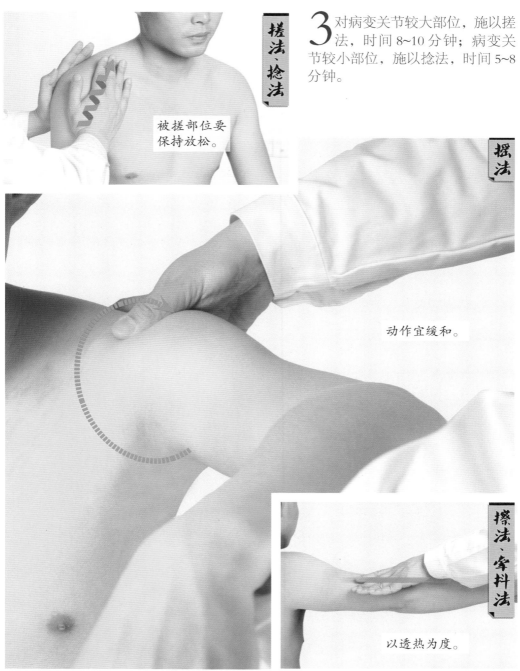

搓法、捻法

被搓部位要
保持放松。

3 对病变关节较大部位，施以搓法，时间 8~10 分钟；病变关节较小部位，施以捻法，时间 5~8 分钟。

摇法

动作宜缓和。

擦法、牵抖法

以透热为度。

4 对病变关节活动受限者，施以摇法，时间约 5 分钟。

5 操作者在患者受累关节局部施以擦法，以透热为度，最后用牵抖法结束治疗。

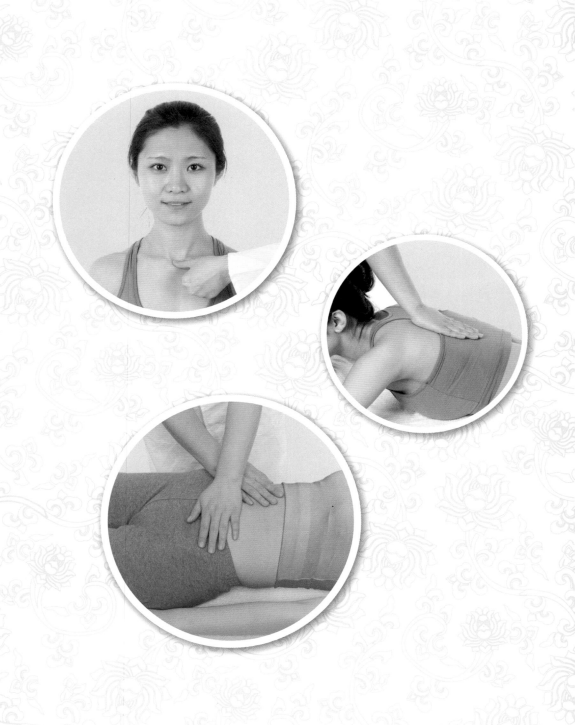

第三章

推推按按，缓解常见内科疾病

　　感冒、咳嗽、便秘……这些疾病几乎每个人都会遇到，虽然问题不大，却会给生活带来不便。对于这些常见的小毛病，通过推拿可以缓解症状。平时学习一些推拿手法，当身体感到不舒服时，可以推一推、按一按，以缓解不适。

　　注：由于图片角度的原因，文中部分图片中未标出全部穴位，可参见第一章的推拿常用穴位。

呼吸系统疾病

感冒

感冒推拿视频

　　感冒是感受风邪所致的常见外感疾病，可表现为鼻塞、流涕、打喷嚏、咳嗽、头痛、恶寒、发热、全身不适等症状。一年四季均可发病，尤以冬春两季多见。

感冒常见证型分类

证型	病因	症状	治疗原则
风寒型	风寒外邪侵袭人体，皮毛闭塞，邪郁于肺，肺气失宣所致	恶寒重，发热轻，无汗，头痛，肢节酸疼，鼻塞声重，时流清涕，喉痒，咳嗽，痰稀薄、色白，口不渴或渴喜热饮，舌苔薄白而润，脉浮或浮紧	解表散寒，宣通肺气
风热型	风热外邪侵袭人体，皮毛疏泄不畅，邪热犯肺，肺失清肃所致	身热较著，微恶风，汗泄不畅，头胀痛，咳嗽，痰黏或黄，咽燥或咽喉红肿、疼痛，鼻塞，流黄浊涕，口渴欲饮，舌苔薄黄，舌边尖红，脉浮数	祛风退热
暑湿型	因暑热之邪侵袭肺卫，热蒸肌表，兼以耗伤津气而致	发热，微恶风，汗出热不解，鼻塞流浊涕，头昏重胀痛，身重倦怠，心烦口渴，胸闷脘痞欲呕，尿短赤，舌质红，苔黄腻，脉濡数	消暑祛湿
气虚型	素体气虚，卫表不密，风寒外袭，致卫表不和，故发病	恶寒较甚，发热无汗，头痛身楚，咳嗽痰白，倦怠无力；平时恶风、易汗出，神疲体倦，稍有不慎反复易感，舌质淡，苔薄白，脉浮而无力	益气固表，疏散表邪

基本推拿手法

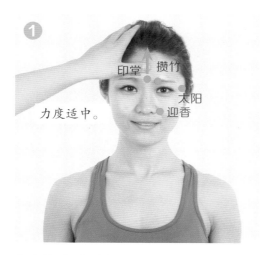

① 印堂　攒竹　太阳　迎香

力度适中。

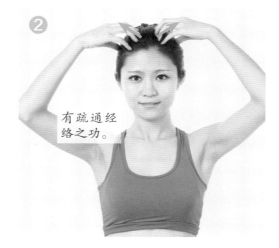

② 有疏通经络之功。

1. 用拇指指腹推印堂 8~10 遍；点揉双侧太阳、攒竹、迎香各 1 分钟；用分推法在前额、眼眶上下及鼻翼两侧，反复推 5~8 遍。

2. 先用拇指、食指指腹在风池上做拿法，再缓慢向下移动，拿颈项两侧直至颈项部，自上而下反复操作 8~10 遍；从前发际到后发际处用五指拿法，反复操作 5~8 遍。

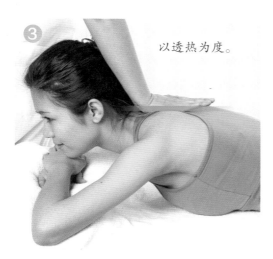

③ 以透热为度。

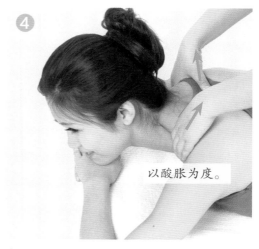

④ 以酸胀为度。

3. 患者俯卧，操作者用小鱼际擦大椎和上背部膀胱经，以透热为度。

4. 患者俯卧，操作者用拇指和其余四指相对拿双侧肩井，稍用力以有酸胀感为度。

风寒型加揉肺俞、风门等穴，点揉列缺、尺泽等穴

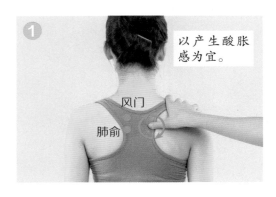

以产生酸胀感为宜。

风门

肺俞

1. 操作者用拇指指腹沿顺时针方向分别揉患者肺俞、风门，手法不宜过重。

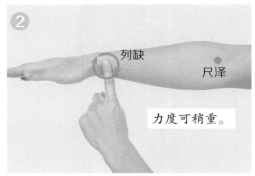

列缺

尺泽

力度可稍重。

2. 操作者用拇指或食指指腹分别点揉患者列缺、尺泽，以产生酸、麻、胀感觉为佳。

风热型加揉中府、云门等穴，点揉曲池、合谷等穴

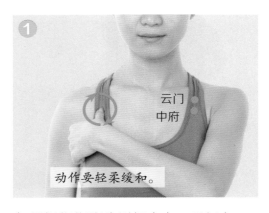

云门
中府

动作要轻柔缓和。

1. 用拇指指腹分别揉中府、云门各1~2分钟，以产生酸胀感为度。

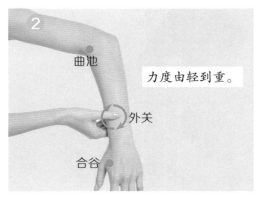

曲池

力度由轻到重。

外关

合谷

2. 用拇指指腹分别点揉曲池、合谷、外关各1分钟，以产生酸、麻、胀感觉为宜。

暑湿型加揉中脘、天枢等穴，点揉风池、肩井

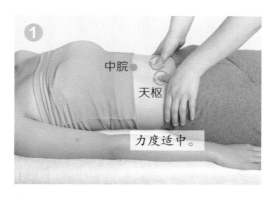

中脘
天枢
力度适中。

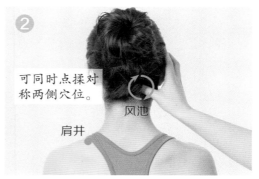

可同时点揉对
称两侧穴位。
风池
肩井

1. 用拇指指腹分别揉中脘、天枢，以产生酸胀感为度，辅以摩腹，以顺时针方向摩法为主。

2. 操作者先用拇指点揉患者风池、肩井，以产生酸、麻、胀感为度。

气虚型加揉气海、关元、足三里

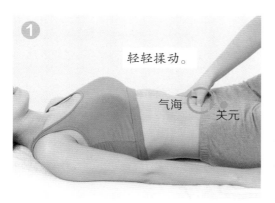

轻轻揉动。
气海
关元

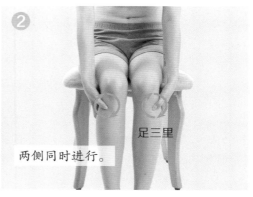

足三里
两侧同时进行。

1. 患者仰卧，操作者用拇指指腹分别揉气海、关元各 1 分钟，以产生酸胀感为宜。

2. 患者正坐，用两手拇指指腹同时揉两侧足三里，以产生酸胀感为度。

咳嗽

咳嗽推拿视频

咳嗽根据病因可分为外感引起的咳嗽和内伤引起的咳嗽，风寒型咳嗽和风热型咳嗽属于外感咳嗽，痰湿蕴肺型咳嗽和肝火犯肺型咳嗽主要是内伤所致的咳嗽。病因不同，所表现的症状也有所不同。

咳嗽常见证型分类

证型	病因	症状	治疗原则
风寒型	风寒外束肌表，致腠理闭塞，经络阻遏，肺失其宣降之职，肺气上逆而咳嗽	咳嗽声重，痰白色稀，多伴有头痛项强，鼻塞，流清涕，骨节酸痛，恶寒，无汗等表证，舌淡，苔薄白，脉浮或浮紧	疏风解表，宣肺止咳
风热型	风热犯肺致肺失清肃，肺气壅塞，上逆而咳嗽	咳嗽气粗，痰稠色黄，汗出口渴，咽喉疼痛，多伴鼻塞，流黄涕，恶风发热等表证，舌苔薄黄，脉浮数	疏风泻热，化痰止咳
痰湿蕴肺型	饮食不节致脾失健运，痰浊内生，上渍于肺则壅遏肺气，肺气失宣则咳嗽	咳嗽反复发作，咳声重浊，痰多，痰质黏腻或稠厚成块，色灰白，每于晨起或食后咳甚痰多，且因痰而咳，痰出咳平，进食甜腻食物后加重，伴脘闷纳呆、体倦、便溏，舌苔白腻，脉濡滑	健脾燥湿，化痰止咳
肝火犯肺型	情志刺激致肝失条达，气郁化火，循经上逆犯肺，致肺失肃降之职而咳嗽	上气咳逆阵作，咳时面赤，痛引两胁，常感痰滞咽喉，咳之难出，量少质黏，伴胸胁胀痛，口干苦，症状可因情绪波动而增减，舌红少津，脉弦数	清肝泻火，润肺止咳

基本推拿手法

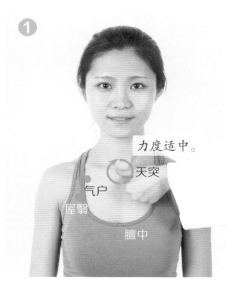

力度适中。

天突

气户

屋翳

膻中

1. 操作者以拇指指腹分别按揉天突、膻中、气户、屋翳，每穴 1 分钟，以有酸胀感为度。

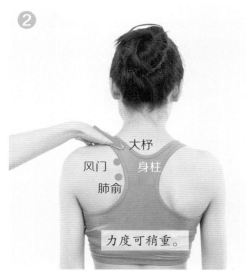

大杼

风门　身柱

肺俞

力度可稍重。

2. 操作者用一指禅推法分别推大杼、身柱、风门、肺俞，每穴 1 分钟，以有酸胀感为度。

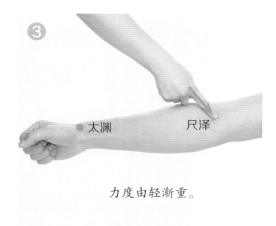

太渊　尺泽

力度由轻渐重。

3. 操作者用一指禅推法分别推尺泽、太渊 2~3 分钟，以产生酸、麻、胀感觉为宜。

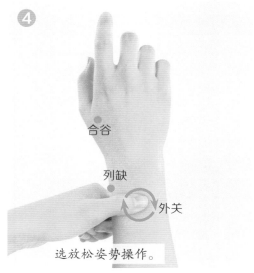

合谷

列缺

外关

选放松姿势操作。

4. 操作者用拇指指腹分别按揉列缺、外关、合谷，每穴 1~2 分钟，以有酸胀感为度。

风寒型加揉风池、风府，揉、擦背部足太阳膀胱经

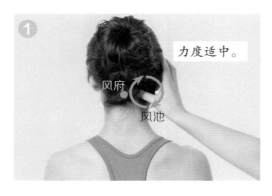

力度适中。

风府

风池

1. 操作者用拇指指腹分别揉风池、风府，每穴1分钟，以有酸胀感为度。

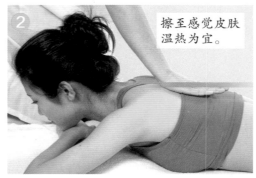

擦至感觉皮肤温热为宜。

2. 患者俯卧，操作者在其背部两侧足太阳膀胱经上分别施揉法、擦法。

风热型加揉中府、云门，点揉曲池、孔最等穴

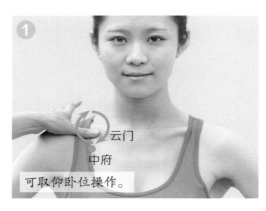

云门

中府

可取仰卧位操作。

1. 操作者用拇指指腹分别揉中府、云门，每穴1分钟，以有酸胀感为度。

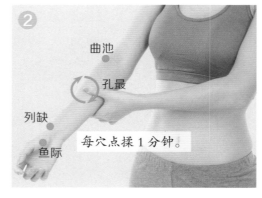

曲池

孔最

列缺

鱼际

每穴点揉1分钟。

2. 用拇指点揉曲池、孔最、列缺、鱼际各1分钟，以有酸、麻、胀感觉为度。

痰湿蕴肺型加一指禅推中脘等穴，点按脾俞等穴

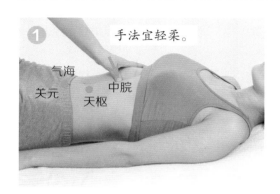

手法宜轻柔。

气海
关元 中脘
天枢

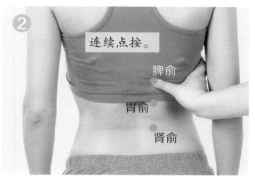

连续点按。

脾俞

胃俞

肾俞

1. 患者仰卧，操作者一指禅推中脘、天枢、气海、关元，每穴1~2分钟，以产生酸胀感为度。

2. 操作者用点按法施于患者脾俞、胃俞、肾俞，每穴1分钟，以产生酸胀感为度。配以横擦腰骶部，以透热为度。

肝火犯肺型加揉心俞等穴，推两胁，点揉章门等穴

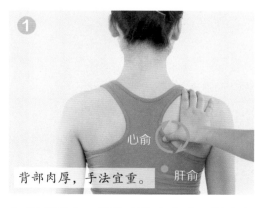

心俞
肝俞

背部肉厚，手法宜重。

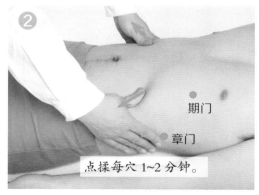

期门

章门

点揉每穴1~2分钟。

1. 患者正坐，操作者先在心俞、肝俞上施以揉法，各操作2~3分钟，以有酸胀感为度。

2. 患者仰卧，操作者用两手拇指自任脉循肋分推两胁，自内而外，操作5~10遍。再用拇指重点点揉期门、章门，以产生酸胀感为度。

哮喘

哮喘是一种常见的反复发作性疾患，哮与喘同是呼吸急促的疾病，但在症状上有所不同。哮证是发作时喉中哮鸣有声，呼吸气促，甚则喘息不能平卧；喘证是呼吸困难，甚至张口抬肩，鼻翼扇动，不能平卧。

哮喘常见证型分类

证型	病因	症状	治疗原则
风寒外袭型	风寒外袭，肺气失宣，阻塞气道而致哮喘	喘咳气急，喉中啸鸣有声，胸部闷胀，痰多稀薄色白，兼有头痛，恶寒，或伴发热，口不渴，无汗，苔薄白而滑，脉浮紧	宣肺散寒，化痰平喘
风热外袭型	风热外袭，肺气失宣，阻塞气道而致哮喘	喘咳气涌，喉中痰鸣如吼，胸高胁胀，咳呛阵作，痰多黏稠色黄，或夹血色，胸中烦闷，身热，有汗，面红，口苦，咽干，口渴喜饮，舌质红，苔黄腻，脉滑数	清热宣肺，止咳平喘
痰浊内生型	恣食肥甘、生冷或嗜酒伤中，脾失健运而生痰湿。脾为生痰之源，肺为储痰之器，痰浊日盛，上干于肺，致肺气壅遏，不得宣泄，以致气逆而为哮喘；若痰湿久郁化热，或肺火素盛，蒸液成痰，痰火交阻于肺，痰壅火迫，也可致哮喘发作	气喘咳嗽，痰多而黏，咳出不爽，甚则喉中有痰鸣声，胸中满闷，恶心纳呆，口淡无味，舌苔白腻，脉滑	化痰，止咳平喘
肺肾阴虚型	劳欲过度、久病，伤及肺阴，由肺及肾，肺虚则气无所生，肾虚则摄纳无权，以致哮喘发作	气息短促，动则喘甚，形瘦神疲，汗出肢冷，舌淡苔红，脉沉细	温肾纳气，补肺平喘

基本推拿手法

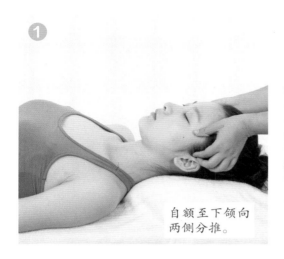

自额至下颌向
两侧分推。

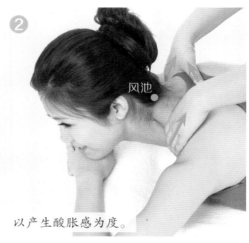

风池

以产生酸胀感为度。

1. 先推一侧桥弓，自上而下 20~30 次，再推另一侧桥弓。自额至下颌向左右两侧分推，往返 2~3 遍。

2. 操作者用五指拿患者头顶部至枕部，自枕部至颈项部转为三指拿，重复 3~4 遍。拿揉风池、肩井，每穴 1~2 分钟。

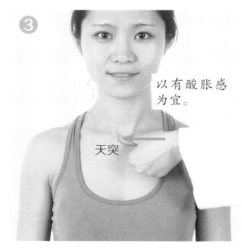

以有酸胀感
为宜。

天突

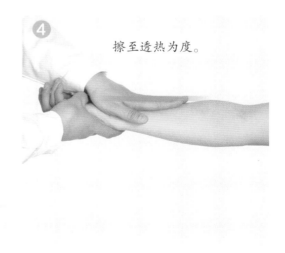

擦至透热为度。

3. 操作者用一指禅推法从患者天突推至神阙，重点推天突、膻中。用手掌横擦前胸部，沿锁骨下缘开始擦至十二肋，往返 2~3 遍。

4. 操作者用手掌擦上肢内侧，以透热为度，再自肩部拿至腕部。先操作一侧再换另一侧。

风寒外袭型加揉风门等穴，擦膀胱经，点揉大椎等穴

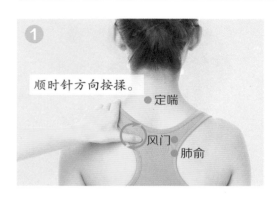

顺时针方向按揉。

定喘

风门

肺俞

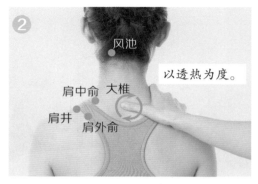

风池

以透热为度。

肩中俞　大椎

肩井

肩外俞

1. 操作者用拇指指腹分别揉风门、肺俞、定喘，以产生酸胀感为度。

2. 操作者先用手掌擦上背部膀胱经，以透热为度。再用拇指点揉大椎、风池、肩井、肩中俞、肩外俞各1分钟，以产生酸胀感为度。

风热外袭型加一指禅推缺盆等穴，点按曲池等穴

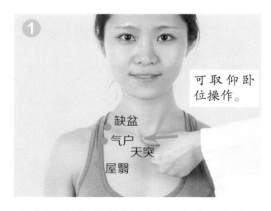

可取仰卧位操作。

缺盆

气户

天突

屋翳

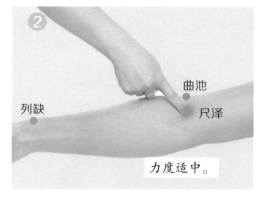

列缺

曲池

尺泽

力度适中。

1. 用一指禅推法推天突、膻中、缺盆、气户、屋翳等穴，每穴1~2分钟，以产生酸胀感为度；辅以任脉捋顺法及分推两胁，有温热感为度。

2. 操作者用食指指腹分别按揉患者曲池、列缺、尺泽，每穴1分钟，以产生酸胀感为度。

痰浊内生型加点揉脾俞、血海等穴

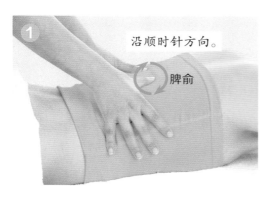

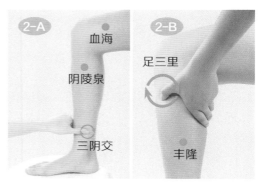

1. 患者俯卧或取舒适位，操作者用拇指指腹点揉脾俞。

2. 操作者用拇指指腹分别点揉血海、阴陵泉、三阴交、足三里、丰隆，以产生酸胀感为度。

肺肾亏虚型加揉肾俞等穴，擦八髎，一指禅推气海等穴

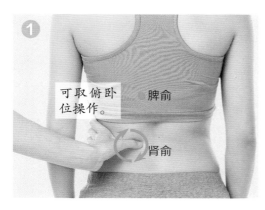

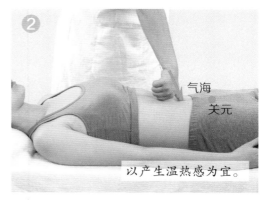

1. 操作者先用拇指指腹揉肾俞、脾俞，然后擦八髎，以产生温热感为宜。

2. 操作者先用一指禅推气海、关元，配以掌振关元，使热透腰骶。

消化系统疾病
泄泻

泄泻推拿视频

泄泻，是指排便次数增多，粪便稀薄，甚至泻出如水样。大便溏薄而势缓为泄，大便清稀如水而直下为泻。本病一年四季均可发生，以夏秋两季多见。

泄泻常见证型分类

证型	病因	症状	治疗原则
湿热型	感受湿热之邪，肠腑传化失常而发生泄泻	泄泻腹痛，泻下急迫，或泻而不爽，粪色黄褐，气味臭秽，肛门灼热，烦热口渴，小便短黄，舌质红，苔黄腻，脉滑数或濡数	清热利湿，止泻
寒湿型	寒湿内盛，侵袭肠胃，脾失健运，清浊不分，传导失司	泄泻清稀，甚则如水样，脘闷食少，腹痛肠鸣，若兼外感风寒，则伴恶寒，发热，头痛，肢体酸痛，舌苔白或白腻，脉濡缓	散寒化湿，止泻
脾胃虚弱型	脾胃虚弱，运化无权，水谷不化，清浊不分，故大便溏泄	大便时溏时泻，迁延反复，食少，食后脘闷不舒，稍进油腻食物，大便次数便明显增加，面色萎黄，神疲倦怠，舌质淡，苔白，脉细	健脾益气，化湿止泻
肝气乘脾型	素体脾胃虚弱，复因情志影响，忧思恼怒则伤脾，致使脾胃气机失调；恼怒伤肝，肝气郁结，横逆犯脾，脾伤则运化失常而成泄泻	泄泻每因情志因素、情绪波动而诱发。平时有腹痛肠鸣，胸胁痞满，嗳气食少，苔薄，脉弦细	泻肝扶脾，止泻

基本推拿手法

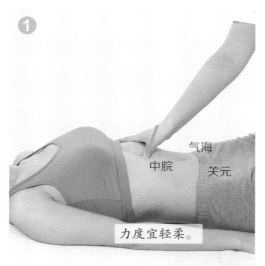

气海

中脘 关元

力度宜轻柔。

1. 患者仰卧，用沉着缓慢的一指禅推法由中脘开始缓慢向下推至气海、关元，往返操作 5~6 遍。

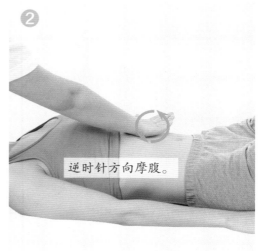

逆时针方向摩腹。

2. 用掌摩法逆时针摩腹，时间 3~5 分钟。

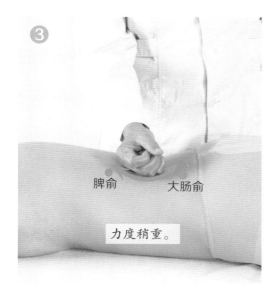

脾俞 大肠俞

力度稍重。

3. 患者俯卧，用㨰法沿脊柱两旁从脾俞到大肠俞，操作 5~6 遍。

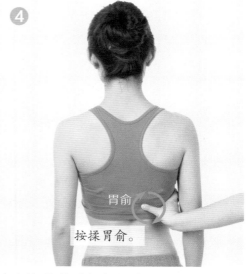

胃俞

按揉胃俞。

4. 用拇指指腹按揉胃俞、长强，每穴按揉 1~2 分钟。

湿热型加按揉肝俞、胆俞，摩腹，点按内关

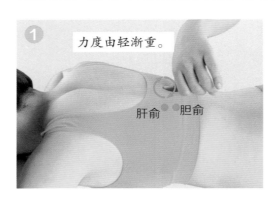

力度由轻渐重。

肝俞　胆俞

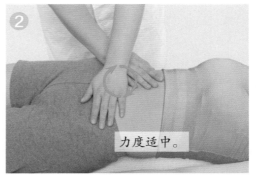

力度适中。

1. 患者俯卧，操作者用拇指指腹按揉肝俞、胆俞，以产生酸胀感为度。

2. 用手掌摩腹 5 分钟左右，至肠鸣腹泻为佳，以除湿止泻。再用拇指指腹点按或点揉内关。

寒湿型加擦悬枢、命门等，捏颈背部，点揉风池、肩井

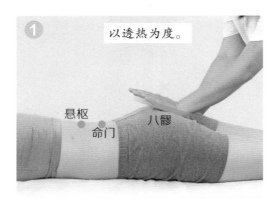

以透热为度。

悬枢
命门　八髎

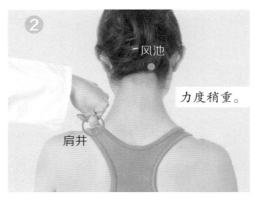

风池

力度稍重。

肩井

1. 患者俯卧，操作者掌擦悬枢、命门及八髎，使热透腹部。

2. 操作者先提捏颈项及肩背部膀胱经，再点揉风池、肩井各 1~2 分钟，以产生酸胀感为度。

脾胃虚弱型加捏脊，振神阙

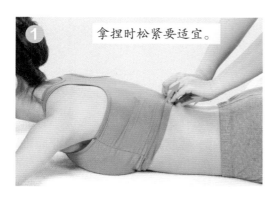
拿捏时松紧要适宜。

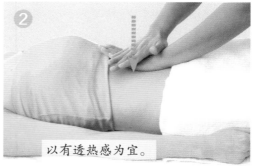
以有透热感为宜。

1. 患者俯卧，操作者双手拇指和食指用捏法把背部脊椎皮提起，边提捏边向前推进，采用三捏一提法。

2. 患者仰卧，操作者双手叠加，用手掌按压在神阙上，连续不断地、有节律地振动 2~5 分钟。

肝气乘脾型加揉肝俞等穴，点按章门、期门，推两胁

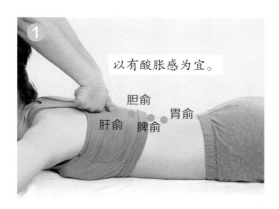
以有酸胀感为宜。

胆俞
胃俞
肝俞　脾俞

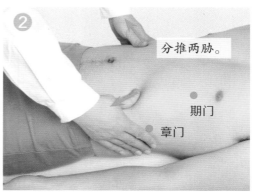
分推两胁。

期门
章门

1. 患者俯卧，操作者分别用拇指指腹揉肝俞、胆俞、脾俞、胃俞，每穴 1~2 分钟。

2. 患者仰卧，操作者用拇指指腹分别点按期门、章门，自任脉循肋分推两胁。

呕吐

呕吐推拿视频

呕吐是以胃失和降，气逆于上所致的一种病症，可出现在许多疾病的过程中。临床辨证以虚实为纲。治疗以和胃降逆为原则，但需根据虚实的不同情况分别处理。

呕吐常见证型分类

证型	病因	症状	治疗原则
外邪犯胃型	风寒暑湿燥火六淫之邪，或秽浊之气，侵犯胃腑，使胃失和降之机，水谷随逆气上出，则发生呕吐	突然呕吐，胸脘满闷，发热恶寒，头身疼痛，舌苔白腻，脉濡缓；或有外感寒、热、湿邪史	疏邪解表
食积内停型	暴饮暴食，饮食过量，过食生冷、醇酒、辛辣、肥甘及不洁之食物，皆可伤胃滞脾，每易引起食滞不化，胃气不降，上逆而为呕吐	饮食失调，呕吐吞酸，脘腹胀满，嗳气厌食，大便或溏或结，排便不畅，舌苔厚腻，脉滑实	消食化滞，和胃降逆
肝气犯胃型	恼怒伤肝，肝失调达，横逆犯胃，胃气上逆；忧思伤脾，脾失健运，食停难化，胃失和降，均可发生呕吐	呕吐吞酸，嗳气频繁，胸胁胀痛，舌质红，苔白腻，脉弦	疏肝理气，和胃降逆
脾胃气虚型	脾胃素虚，或病后脾弱、劳倦过度耗伤中气，胃虚不能承受水谷，脾虚不能化生精微，食滞胃中，上逆成呕	食欲不振，食入难化，恶心呕吐，胃脘痞闷，大便不畅，舌苔白腻，脉虚弦	健脾益气，和胃降逆

基本推拿手法

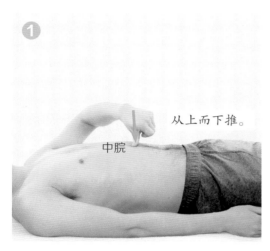

从上而下推。

中脘

1. 患者仰卧，操作者用轻快的一指禅推法沿腹部任脉从上而下治疗，重点在中脘，时间约 5 分钟；用掌摩法在上腹部做顺时针方向治疗，时间为 2~3 分钟。

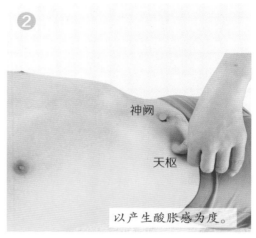

神阙

天枢

以产生酸胀感为度。

2. 操作者用拇指指腹分别点按或点揉患者天枢、神阙，每穴 2~3 分钟。

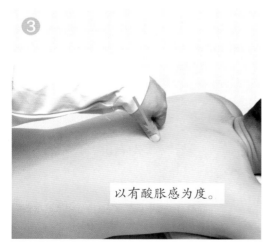

以有酸胀感为度。

3. 患者俯卧，操作者用一指禅推法沿背部两侧膀胱经，自上而下操作 5~8 遍。

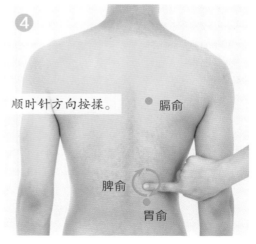

顺时针方向按揉。

膈俞

脾俞

胃俞

4. 患者正坐，操作者用食指指腹分别点揉膈俞、脾俞、胃俞，每穴 2~3 分钟，以有酸胀感为度。

外邪犯胃型加点按内关、合谷，拿捏肩井、风池

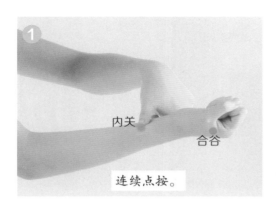

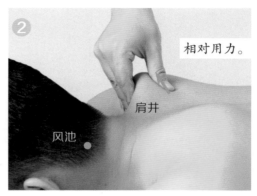

1. 用拇指指腹分别点按内关、合谷，每穴 1~2 分钟。

2. 患者俯卧，操作者用拇指和其余四指相对拿捏肩井、风池。

食积内停型加揉内关，摩腹部

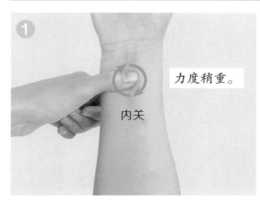

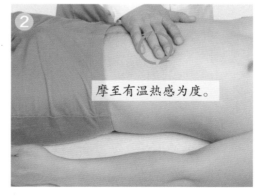

1. 用拇指指腹揉内关，以产生酸胀感为度。

2. 患者仰卧，操作者立其一侧，用手掌按顺时针方向摩腹 3~5 分钟，以有温热感为宜。

肝气犯胃型加揉肝俞、胆俞，按揉章门、期门

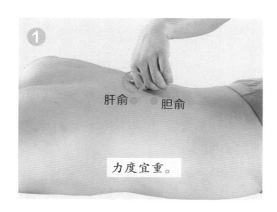

肝俞　　胆俞

力度宜重。

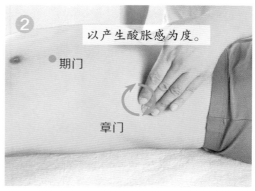

以产生酸胀感为度。

期门

章门

1. 患者俯卧，操作者先用拇指指腹分别揉两侧肝俞、胆俞，至症状缓解。

2. 患者仰卧，操作者用食指、中指、无名指三指叠加按揉章门和期门。

脾胃气虚型加揉、擦脾俞、胃俞，振神阙

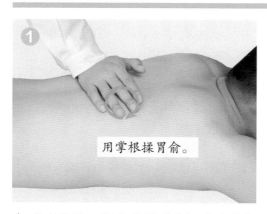

用掌根揉胃俞。

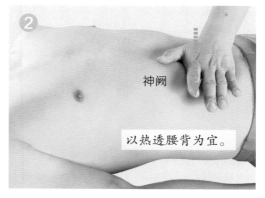

神阙

以热透腰背为宜。

1. 患者俯卧，操作者用手掌揉患者背部膀胱经，以脾俞、胃俞为主，配以擦法，使热透胃脘为佳。

2. 患者俯卧，操作者掌振神阙，使热透腰背，操作 3~5 分钟。

胃脘痛

胃脘痛是以上腹胃脘部近心窝处发生疼痛为主要症状，常由寒邪客胃、饮食伤胃、肝气犯胃、脾胃虚弱等几个方面引起胃受纳腐熟的功能失常，胃失和降，而发生疼痛。

胃脘痛常见证型分类

证型	病因	症状	治疗原则
寒邪犯胃型	外感寒邪,内客于胃,寒主收引,致胃气不和而痛	胃痛突然发作，恶寒喜暖，脘腹得温痛减，遇寒则痛增，口不渴，喜热饮，苔薄白，脉弦紧	散寒止痛
肝气犯胃型	抑郁恼怒，肝失条达，致肝气郁滞，横逆犯胃，胃气郁滞，失于和降，而引发胃痛	胃脘胀痛，痛连两胁，遇烦恼则痛甚，嗳气、矢气则痛舒，胸闷，喜长叹息，大便不畅，舌苔多薄白，脉弦	疏肝和胃，理气止痛
食滞胃脘型	饮食不节，饥饱不当，致脾胃受损，胃失和降，胃气壅滞，不通则痛	脘腹疼痛，胀满拒按，嗳腐吞酸，或呕吐不消化食物，其味腐臭，吐后痛减，不思饮食，大便不爽，得矢气及便后稍舒，舌苔厚腻，脉滑	消食导滞，和胃止痛
脾胃虚寒型	素体脾胃虚弱，或劳倦过度，或久病失养，导致脾阳不足，中焦虚火或胃阴受损，失其濡养而痛，此时若遭遇寒邪，则更易发病	胃痛隐隐，泛吐清水，喜暖喜按，得暖得按痛减，空腹痛甚，得食痛减。纳差，神疲，甚则手足不温，大便溏薄，苔白，脉虚弱或迟缓	温中健脾

基本推拿手法

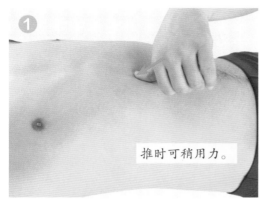

推时可稍用力。

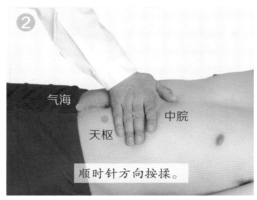

气海

中脘

天枢

顺时针方向按揉。

1. 患者仰卧，操作者立于患者一侧，用轻快的一指禅推法推腹部任脉，再用掌摩法在胃脘部治疗，使热渗透于胃腑。

2. 用手掌揉中脘、天枢、气海，做轻柔缓和的环形运动，每个穴位 1 分钟。

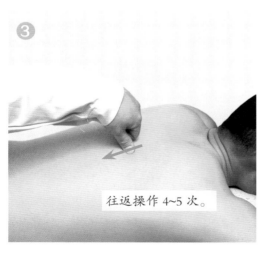

往返操作 4~5 次。

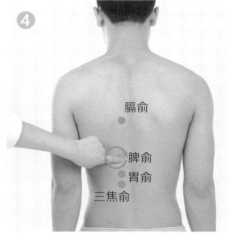

膈俞

脾俞

胃俞

三焦俞

3. 患者俯卧，操作者用一指禅推法，从背部脊柱两旁沿膀胱经向下推至三焦俞，操作 4~5 次。

4. 操作者用稍重的手法分别按揉患者膈俞、脾俞、胃俞、三焦俞，每个穴位按揉 3~5 分钟。

寒邪犯胃型加揉背俞附近的压痛点，点按内关

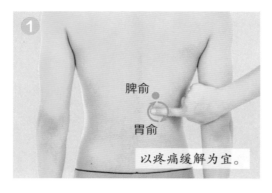

脾俞

胃俞

以疼痛缓解为宜。

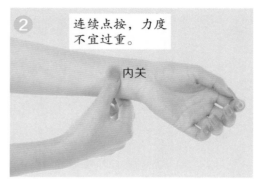

连续点按，力度不宜过重。

内关

1. 操作者先在患者背俞附近寻找压痛敏感点（多在脾俞、胃俞附近），再用食指指腹轻轻揉动，直到疼痛消失或缓解。

2. 用拇指指腹点按内关，以有酸、麻、胀感觉为佳。

肝气犯胃型加一指禅推天突等穴，点按百会等穴

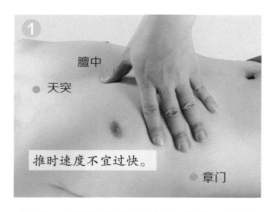

膻中

天突

推时速度不宜过快。

章门

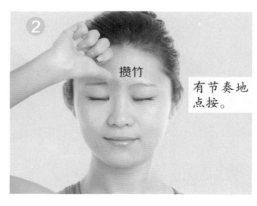

攒竹

有节奏地点按。

1. 用一指禅推法施于天突、膻中、章门，每穴1分钟，以产生酸胀感为宜。

2. 用拇指指腹分别点按百会、四神聪、攒竹，每穴1分钟，以产生酸胀感为宜。

食滞胃脘型加揉胆俞，按上巨虚、下巨虚

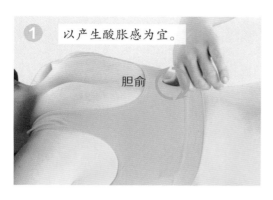

1. 患者俯卧，操作者用拇指指腹揉胆俞 1~2 分钟，以产生酸胀感为宜。

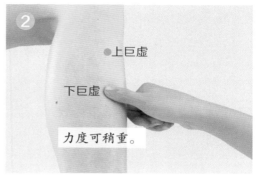

2. 用拇指指腹按上巨虚、下巨虚，每穴 1~2 分钟，以产生酸、麻、胀感觉为佳。

脾胃虚寒型加揉背部膀胱经，振神阙

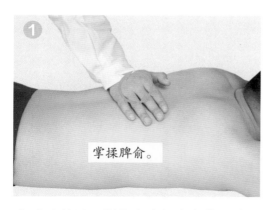

1. 患者俯卧，操作者掌揉患者背部膀胱经，以脾俞、胃俞为主。

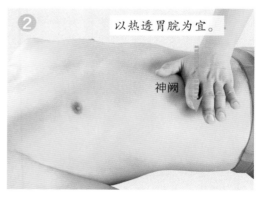

2. 患者仰卧，操作者用手掌振神阙，持续 3~5 分钟，使热透胃脘。

腹痛

腹痛推拿视频

腹痛多由腹内组织或器官受到某种强烈刺激或损伤所致，也可由胸部疾病及全身性疾病所致。此外，腹痛又是一种主观感受，腹痛的性质和强度，不仅受病变情况和刺激程度影响，而且受神经和心理等因素的影响。

腹痛常见证型分类

证型	病因	症状	治疗原则
寒积腹痛	寒湿之邪侵入腹中，使脾胃运化失常，寒为阴邪，其性收引，寒邪侵入体内，阳气被遏，气血被阻，凝滞不通，不通则痛	腹部急痛，遇冷加重，得温则减，饮食减少，口不渴，小便清利，舌苔薄白，脉沉紧	温中散寒
虚寒腹痛	素体阳虚，脾阳不振，运化无力，阳虚生内寒，寒湿停滞，气血虚少，不足以温养，导致腹痛	腹痛绵绵，时作时止，喜温喜按，饥饿或疲劳时加重，大便溏泄，兼有神疲气短，畏寒肢冷等，舌淡苔白，脉沉细	健脾益气，助阳散寒
气滞腹痛	恼怒、思虑过度，致肝气郁结，情怀不畅，肝失疏泄条达，气机痞塞逆乱，脾失健运，以致肝脾失和，气血瘀滞而腹痛	脘腹胀满，走窜攻冲，痛引两胁，或下连少腹，恼怒则痛甚，胸闷嗳气，舌苔薄白，脉弦	疏肝理气
食积腹痛	暴饮暴食或饮食不洁，或过食肥甘厚腻之物，以致食物停滞不化，酿成湿热，导致腹痛	脘腹胀痛，疼痛拒按，恶食，嗳腐吞酸，恶心呕吐，便秘或腹泻，苔腻，脉滑	和中消食

基本推拿手法

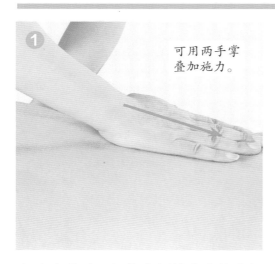

可用两手掌
叠加施力。

1. 患者俯卧，操作者用单掌直推背部
   3~5 遍。

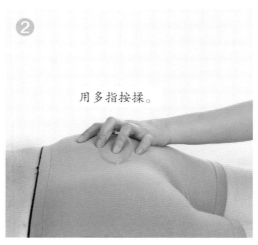

用多指按揉。

2. 患者俯卧，操作者用多指按揉骶部两
   侧的八髎区，并搓腰背部 1~3 分钟。

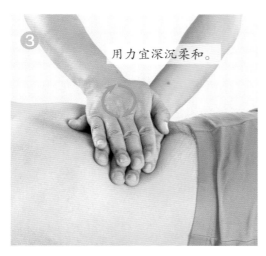

用力宜深沉柔和。

3. 患者仰卧，操作者先以单掌从上腹部
   均匀地推至下腹部数遍，然后用叠掌
   掌根反复缓慢地揉腹部 4~6 分钟。

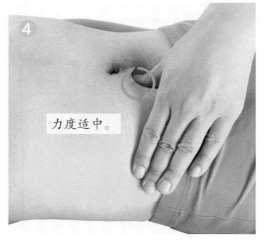

力度适中。

4. 患者仰卧，操作者用拇指指腹依次按
   揉任脉、胃经、脾经的腹部循行线
   3~5 分钟。再用摩腹法操作 3~5 分钟，
   以有透热感为度。

寒积腹痛型加推中脘、下脘、气海，揉足三里等穴

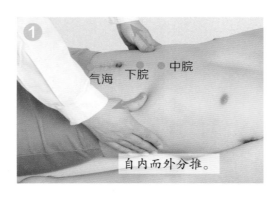

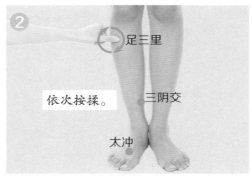

1. 患者仰卧，操作者用拇指或鱼际从中脘、下脘、气海向两侧分推，自内而外操作7~10遍。

2. 用拇指指腹揉足三里、三阴交、太冲，每穴1~2分钟，以有酸胀感为度。

虚寒腹痛型加揉大横、腹结、足三里，摩腹

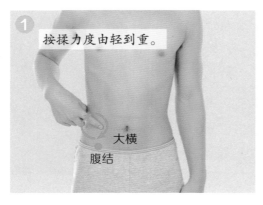

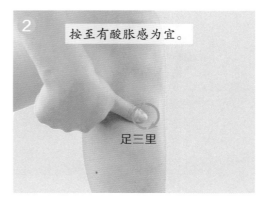

1. 用食指指腹揉大横、腹结各2分钟；再用手掌顺时针方向摩腹部2分钟。

2. 用拇指指腹揉足三里2分钟，以产生酸胀感为度。

气滞腹痛型加揉足三里、三阴交等穴，擦涌泉

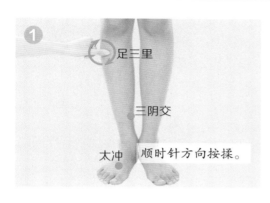

① 足三里

三阴交

太冲 顺时针方向按揉。

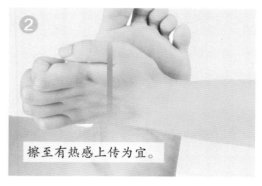

② 擦至有热感上传为宜。

1. 用拇指指腹依次揉足三里、三阴交、太溪、太冲，每穴 2 分钟左右，以有酸胀感为度。

2. 用手掌根部直擦足底涌泉 2 分钟，以透热上传至双下肢和腹部为佳。

食积腹痛型加揉梁门、天枢、丰隆、下巨虚

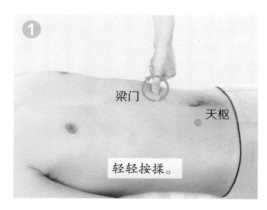

① 梁门 天枢

轻轻按揉。

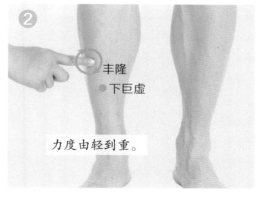

② 丰隆 下巨虚

力度由轻到重。

1. 患者仰卧，操作者用拇指指腹揉梁门、天枢各 2 分钟，以有酸胀感为度。

2. 用拇指或食指指腹揉丰隆、下巨虚，每穴 2 分钟，以产生酸胀感为度。

便秘

便秘推拿视频

便秘是指大便排便周期延长，或周期不长，但粪质干结，排便艰难；或粪质不硬，虽有便意，但便出不畅的一种病症。便秘的发病原因有饮食不节、情志失调、年老体虚及感受外邪等。病机主要是大肠传导失司所致。

便秘常见证型分类

证型	病因	症状	治疗原则
胃肠积热型	素体阳盛，胃肠积热。凡阳盛之体，或恣饮酒浆，过食辛辣厚味，以致胃肠积热；或少食蔬菜，食物过于精细；或于伤寒热病之后，余热留恋，津液耗伤，导致肠道失润，于是大便干结，难以排出	大便干结不通，腹部痞满，心烦，面红身热，口干、口臭、口苦，小便短赤，舌苔黄燥，脉滑实	清热通腑，软坚散结
气机郁滞型	忧愁思虑过度，或久坐少动，每致气机郁滞，不能宣达，于是通降失常，传导失职，糟粕内停，不得下行，而致大便秘结	大便干结，欲便不出，腹中胀满，胸胁满闷，嗳气呃逆，食欲不振，肠鸣矢气，舌苔薄白，或薄黄，或薄腻，脉弦	顺气导滞，降逆通便
阴血亏虚型	气血不足，下元亏损，劳倦饮食内伤，或病后、产后以及年老体弱之人，气血两亏，气虚则大肠传送无力；血虚则津枯，不能滋润大肠，甚至损及下焦精血，以致本元受亏，真阴亏损，则肠道失润而便行干枯；真阳亏损，则不能蒸化津液，温润肠道。因此导致大便排出困难，以致秘结不通	大便干硬秘结，口干欲饮，烦热，消瘦，乏力，心悸，眩晕，面色少华，虽有便意，但排便困难，舌淡苔白，脉细弱	补气养血，润肠通便
阴寒凝滞型	阳虚体弱，或年老体衰，下焦阳气虚惫，温煦无权，则阴寒内生，留于肠胃，于是凝阴固结，致阳气不通，津液不行，糟粕聚结不下，肠道艰于传送，从而引起便秘	大便艰涩不易排出，面色㿠白，畏寒肢冷，喜热，喜温喜按，腹中冷痛，腰背酸冷，小便清长，舌淡，苔白，脉沉迟	温阳散寒，行气通便

基本推拿手法

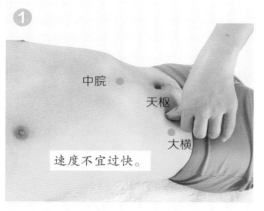

中脘
天枢
大横
速度不宜过快。

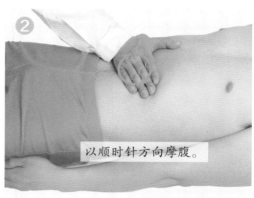

以顺时针方向摩腹。

1. 患者仰卧，操作者以轻快的一指禅推
   法施于中脘、天枢、大横，每穴约 3
   分钟，以有酸胀感为度。

2. 患者仰卧，操作者用掌摩法以顺时针
   方向摩腹约 3 分钟，以有温热感为宜。

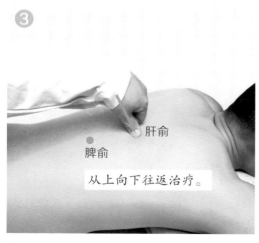

肝俞
脾俞
从上向下往返治疗。

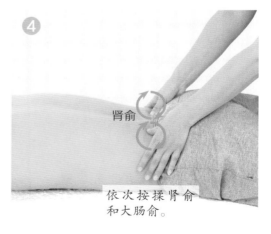

肾俞
依次按揉肾俞
和大肠俞。

1. 患者俯卧，操作者用轻快的一指禅
   推法沿脊柱两侧从肝俞、脾俞到八髎
   往返施术，时间约 3 分钟。

2. 用轻柔的手法在肾俞、大肠俞处
   按揉，每穴操作 3 分钟。

胃肠积热型加按揉神阙、胃俞、大肠俞、八髎

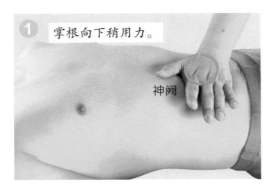

掌根向下稍用力。

神阙

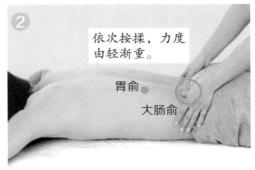

依次按揉，力度由轻渐重。

胃俞

大肠俞

1. 患者仰卧，操作者用掌根按揉神阙，持续约 1 分钟，并逆时针按揉，待得气后顺时针按揉，可使腹部肠鸣，产生排气感或便意。

2. 患者俯卧，操作者用拇指指腹按揉胃俞、大肠俞、八髎各 3~5 分钟，得气为宜。

气机郁滞型加揉行间、太冲，按中脘

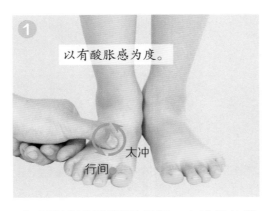

以有酸胀感为度。

太冲

行间

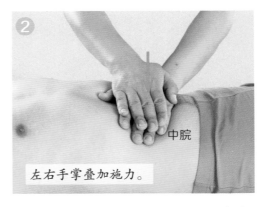

中脘

左右手掌叠加施力。

1. 用拇指指腹置于行间、太冲处施以揉法，每穴操作 2~3 分钟。

2. 患者仰卧，操作者用掌按法施于中脘，持续按压 2~3 分钟。

阴血亏虚型加揉足三里，按揉背俞，推腰部至骶尾部

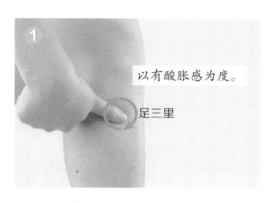

以有酸胀感为度。

足三里

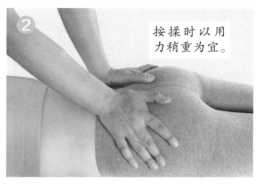

按揉时以用力稍重为宜。

1. 患者正坐或仰卧，操作者用拇指指腹按揉患者足三里 2~3 分钟，以有酸胀感为度。

2. 患者俯卧，操作者用拇指按揉背俞（五脏六腑之气输注于背部的腧穴，如脾俞、心俞、肝俞等），每穴施术 2~3 分钟。然后用手掌从腰部向骶尾部直推操作 5~7 遍。

阴寒凝滞型加按关元、气海，揉足三里、阳陵泉

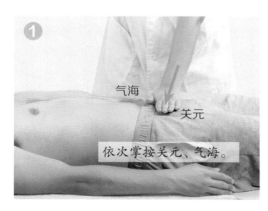

气海

关元

依次掌按关元、气海。

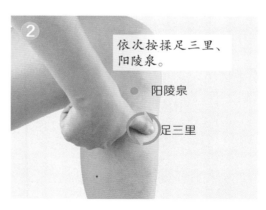

依次按揉足三里、阳陵泉。

阳陵泉

足三里

1. 患者仰卧，操作者在腹部用掌按法施术于关元、气海，每穴持续 2 分钟。

2. 患者正坐或仰卧，操作者用拇指指腹揉患者足三里、阳陵泉各 2~3 分钟，以有酸胀感为宜。

呃逆

呃逆推拿视频

呃逆即打嗝，指气从胃中上逆，喉间频频作声，声音急而短促，是一种生理上常见的现象，由横膈膜痉挛收缩引起的。健康人可发生一过性呃逆，多与饮食有关，特别是饮食过快、过饱，摄入很热或很冷的食物时，容易发生呃逆。呃逆频繁或持续 24 小时以上，称为难治性呃逆，多发生于某些疾病。

呃逆常见证型分类

证型	病因	症状	治疗原则
胃寒气逆型	风寒之邪侵袭，阻遏胃阳，壅滞气机，胃失和降，膈气不利，寒气上冲，逆气动膈冲喉而成气逆	呃声沉闷有力，胸膈及胃脘不舒，得热则减，遇寒则甚，喜食热饮，口淡不渴，舌苔白润，脉迟缓或弦紧	温中散寒，降逆止呃
气机郁滞型	恼怒伤肝，气机不和，横逆犯胃，逆气动膈；或素有痰饮，复加恼怒气逆，逆气夹痰浊上逆动膈，发生呃逆	呃逆连声，常因情志不畅而诱发或加重，胸肋满闷，脘腹胀满，嗳气纳减，肠鸣矢气，苔薄白，脉弦	顺气解郁，和胃降逆
脾胃阳虚型	过食生冷或滥服寒凉药物，寒气蓄于胃中，循手太阴之脉上动于膈，导致呃逆	呃声低长无力，气不得续，泛吐清水，脘腹不舒，喜温喜按，面色㿠白，手足不温，食少乏力，大便溏薄，舌质淡，苔薄白，脉细弱	温补脾胃，降逆止呃
胃阴不足型	素体不足，或大病久病，正气未复，胃阴不足，胃失和降，气逆动膈	呃声短促而不得续，口干咽燥，烦躁不安，不思饮食，或少食即胀，大便干结，舌质红，苔少而干，脉细数	益胃生津，降逆止呃

基本推拿手法

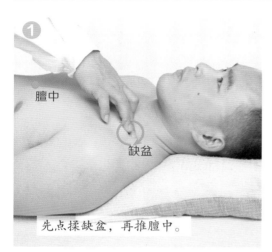

膻中

缺盆

先点揉缺盆，再推膻中。

1. 患者仰卧，操作者用中指点揉缺盆，以有酸胀感为度，每侧 3~5 分钟，然后再推膻中 3~5 分钟。

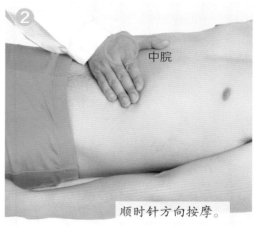

中脘

顺时针方向按摩。

2. 患者仰卧，操作者用摩法在腹部做顺时针方向推摩，以中脘为重点，时间 3~5 分钟。

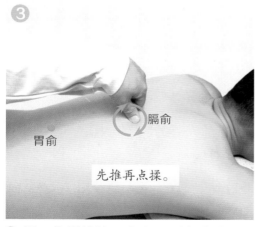

胃俞

膈俞

先推再点揉。

3. 用一指禅推法，自上而下在膀胱经治疗 3~4 遍，重点在膈俞、胃俞，时间为 3~5 分钟；然后再重点点揉膈俞、胃俞，以有酸胀感为度。

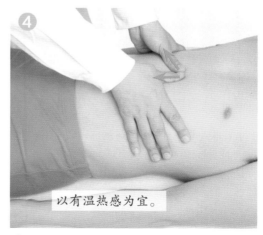

以有温热感为宜。

4. 操作者用双手手掌由内向外推两胁，使之有温热感。

胃寒气逆型加捏脊，擦背部膀胱经

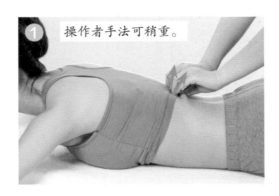

操作者手法可稍重。

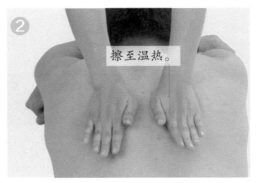

擦至温热。

1. 患者俯卧，操作者用捏法施术于督脉及背部膀胱经，手法宜重，以患者能耐受为度，直到呃逆停止或减轻。

2. 患者俯卧，操作者用双手掌根在患者背部膀胱经腰背段施擦法 3~5 分钟，至深层温热为宜。

气机郁滞型加捏脊，按揉章门、膻中，分推两胁

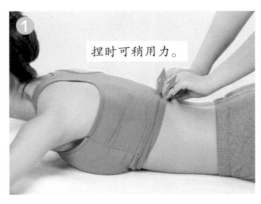

捏时可稍用力。

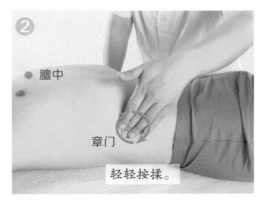

膻中

章门

轻轻按揉。

1. 患者俯卧，操作者在患者胸腰段脊背上施以捏法，自上而下操作 3~5 遍。

2. 患者仰卧，操作者先用食指、中指、无名指三指指腹按揉章门、膻中各 1~2 分钟，以有酸胀感为度，再分推两胁。

脾胃阳虚型加一指禅推天枢，按揉足三里

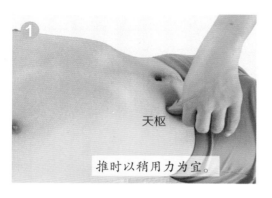

天枢

推时以稍用力为宜。

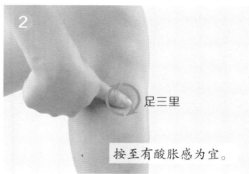

足三里

按至有酸胀感为宜。

1. 患者仰卧，操作者用一指禅推天枢
2~3 分钟。

2. 操作者用拇指指腹按揉足三里 2~3 分
钟，以有酸胀感为宜。

胃阴不足型加一指禅推中脘、天枢、关元，揉足三里等穴

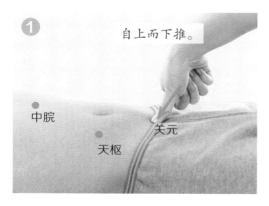

自上而下推。

中脘

关元

天枢

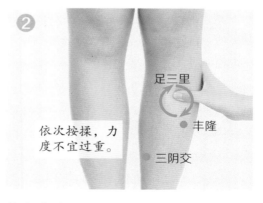

足三里

**依次按揉，力
度不宜过重。**

丰隆

三阴交

1. 患者仰卧，操作者用一指禅推法推中
脘、天枢、关元，每穴 3 分钟，以产
生酸胀感为宜。

2. 操作者用拇指指腹揉足三里、丰隆、
三阴交，以有酸胀感为宜。

心脑血管及内分泌系统疾病

心悸

心悸包括惊悸和怔忡，是指患者自觉心中悸动、惊扰不安，甚则不能自主的一种病症，一般多呈阵发性，每因情志波动或劳累过度而发作，且常与失眠、健忘、眩晕、耳鸣等症同时出现。

心悸常见证型分类

证型	病因	症状	治疗原则
心血不足型	思虑过度，劳伤心脾，或久病体虚，或失血过多，既耗伤心血，又影响脾胃运化之功能，日久即致气血亏虚，心失所养，故神不安而志不宁	心悸不安，胸闷气短，动则尤甚，面色苍白，形寒肢冷，舌淡苔白，脉虚弱或沉细无力	补血养血，益气安神
阴虚火旺型	久病虚劳或房劳过度，伤及肾阴；或肾水素亏，水不济火，致虚火妄动，上扰心脏而致心悸不已	心悸不宁，心烦少寐，头晕目眩，腰膝酸软，手足心热，舌红少苔或无苔，脉细数	滋阴清火，养心安神
心阳不振型	大病久病之后，阳气衰弱，不能温养心脉，故心悸不安	心悸不安，胸闷气短，动则尤甚，面色苍白，形寒肢冷，舌淡苔白，脉象虚弱或沉细无力	温补心阳，安神定悸
心血瘀阻型	多因心阳不振发展而来，致气血运行不畅，"不通则痛"；也可因感寒而来，寒主收引，致血脉闭塞，血行不畅而病	心悸不安，胸闷不舒，心痛时或见爪甲青紫，舌质紫暗或有瘀斑，脉涩或结代	理气通络，活血化瘀

基本推拿手法

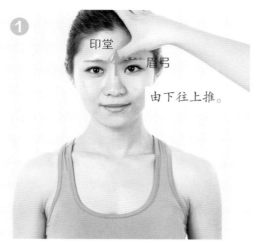

印堂

眉弓

由下往上推。

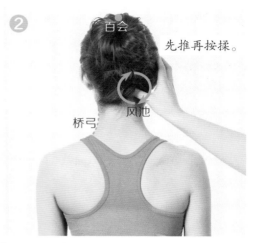

百会

先推再按揉。

桥弓

风池

1. 患者正坐，操作者位于一侧，用一指禅推法推印堂、眉弓 5~10 遍，以有温热感为宜。

2. 操作者先用拇指自上而下推患者桥弓，先推左侧，再推右侧，每侧 2~3 分钟，然后再用拇指指腹按揉百会、风池各 2~3 分钟。

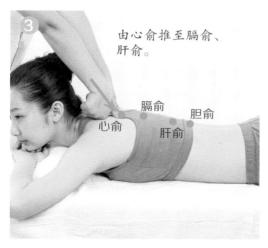

由心俞推至膈俞、肝俞。

膈俞

胆俞

心俞

肝俞

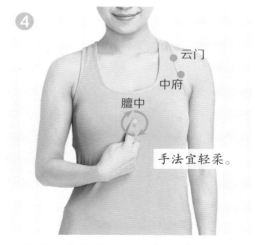

云门

中府

膻中

手法宜轻柔。

3. 患者俯卧，操作者用一指禅推法推心俞、膈俞、肝俞、胆俞，每穴各 2~3 分钟，以有酸胀感为度。

4. 先用食指指腹按揉膻中，再用掌心摩中府、云门，每穴各操作 2~3 分钟。

心血不足型加揉膀胱经，按揉血海、足三里等穴

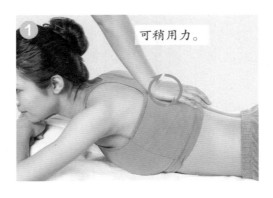

可稍用力。

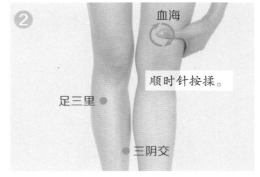

血海

足三里

顺时针按揉。

三阴交

1. 患者俯卧，操作者用手掌根部揉膀胱经，以心俞、膈俞为重点，以温热为佳。

2. 用拇指指腹按揉血海、足三里、三阴交各2~3分钟，以产生酸胀感为宜。

阴虚火旺型加按揉肾俞等穴，擦八髎，搓涌泉

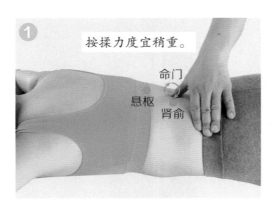

按揉力度宜稍重。

命门

悬枢

肾俞

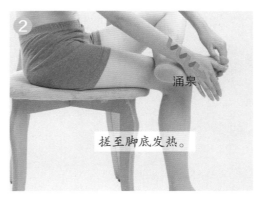

涌泉

搓至脚底发热。

1. 患者俯卧，操作者用拇指指腹按揉肾俞、悬枢、命门，以产生酸胀感为宜；继以擦法施于悬枢到命门，并横擦八髎，以透热为度。

2. 先用拇指指腹按三阴交、太溪各1~2分钟；然后搓涌泉，至皮肤发热为度。

心阳不振型加按揉神门、内关，点按气户、屋翳

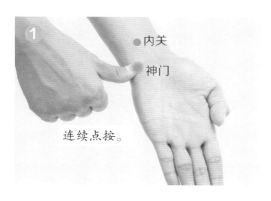

内关
神门

连续点按。

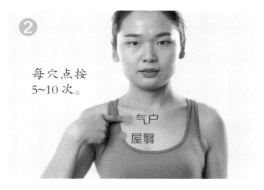

每穴点按
5~10次。

气户
屋翳

1. 用拇指指腹按揉神门、内关，每穴1~2分钟，以产生酸、麻、胀感觉为佳。

2. 操作者用食指指腹点按患者气户、屋翳，以产生酸、麻、胀感觉为佳。

心血瘀阻型加按揉厥阴俞等穴，点按肩井等穴

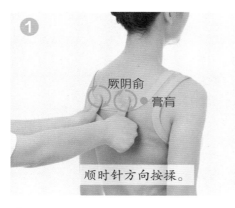

厥阴俞
膏肓

顺时针方向按揉。

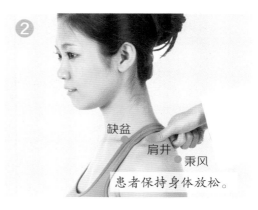

缺盆
肩井
秉风

患者保持身体放松。

1. 患者呈坐位或俯卧位，操作者用拇指指腹按揉厥阴俞、膏肓，每穴1~2分钟，以产生酸胀感为宜。

2. 患者呈坐位，操作者先拿捏肩颈部肌肉，再点按肩井、缺盆、秉风，每穴1~2分钟，以产生酸胀感为宜。

眩晕

眩晕推拿视频

眩晕是指患者自觉头昏眼花，视物旋转翻覆，不能坐立，常伴有恶心呕吐、出汗等症状。轻者闭目即止，一阵而过；重者如坐舟车，旋转不定，不能站立，甚至昏倒。

眩晕常见证型分类

证型	病因	症状	治疗原则
肝阳上亢型	素体阳虚，肝阳上亢或长期忧思恼怒，气郁化火，暗耗肝阴致风阳内动，上扰清窍；或因肾阴素亏，致肝阳不足，阴不敛阳，肝阳上亢而发生眩晕	眩晕耳鸣，头痛且胀，颈项僵硬，每因烦恼或恼怒而诱发或加重，伴烦躁易怒，少寐多梦，面红口苦，舌质红，苔黄，脉弦	平肝潜阳，清火息风
气血亏虚型	久病不愈，耗伤气血或失血之后失于调养，或脾胃虚弱，生化乏源，致气血不足，清阳之气不能上荣清窍而眩晕	眩晕动则加剧，劳累即发，面色苍白，唇甲不华，发色不泽，心悸少寐，神疲懒言，食纳不佳，舌淡，脉细弱	补气养血，健运脾胃
肝肾阴虚型	先天不足或年老体弱或房劳过度，致肾精亏虚，髓海不充，清窍失其濡养而眩晕	眩晕，耳鸣耳聋，失眠多梦，健忘，腰膝酸软，精神萎靡。或见五心烦热，舌红，脉弦细；或见形寒肢冷，四肢不温，舌淡，脉沉细无力	补肝益肾
痰浊中阻型	恣食肥甘，伤及脾胃，失其运化，水谷精微失其输布，聚湿成痰，阻遏中焦致清阳之气不升，浊阴不降而眩晕	眩晕，头重如蒙，颈项僵硬，多寐少食，倦怠乏力，胸闷恶心，视物模糊，舌淡，苔白腻，脉滑	燥湿化痰

基本推拿手法

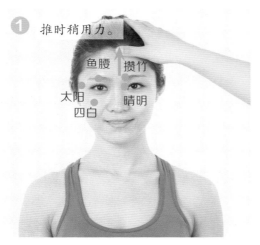

❶ 推时稍用力。

鱼腰　攒竹
太阳　　睛明
四白

1. 患者呈坐位或仰卧位，操作者点揉睛明、攒竹、太阳、鱼腰、四白，每穴1~2分钟；推印堂至发际，分推额、眼眶部，揉太阳至颞侧5~8遍。

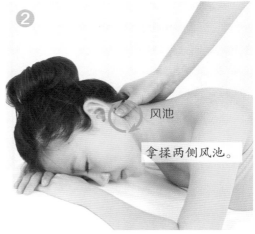

❷

风池

拿揉两侧风池。

2. 用拇指与其余四指相对用力拿揉风池，再用食指指腹点按风府，各1~2分钟。

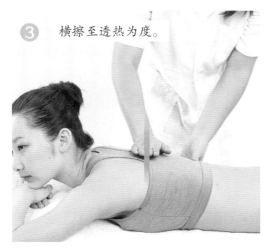

❸ 横擦至透热为度。

3. 患者俯卧，操作者用手掌横擦背部，以透热为度；再直推背部膀胱经5~10遍。

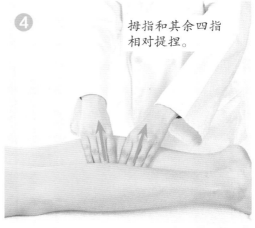

❹ 拇指和其余四指相对提捏。

4. 患者俯卧，操作者用拇指和其余四指拿其下肢3~5分钟。

肝阳上亢型加捏脊，按风池等穴，拿颈项部、肩部

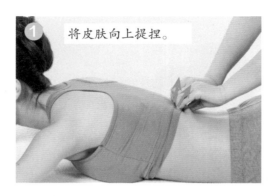

将皮肤向上提捏。

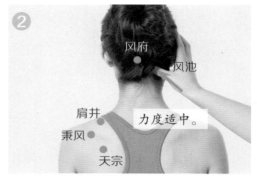

风府

风池

肩井

力度适中。

秉风

天宗

1. 患者俯卧，操作者施以捏脊法，自下而上反复操作 3 遍，手法轻柔和缓，以能耐受为度。

2. 操作者依次按患者风池、风府、肩井、天宗、秉风，每穴 1~2 分钟，并拿颈项部、肩部，力度要由轻到重。

气血亏虚型加点按天枢、关元等穴，弹拨气户、缺盆

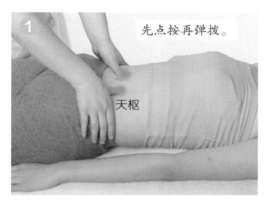

先点按再弹拨。

天枢

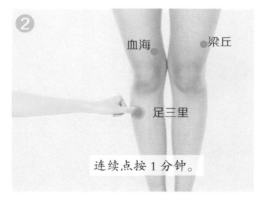

血海

梁丘

足三里

连续点按 1 分钟。

1. 患者仰卧，操作者点按天枢、关元，弹拨缺盆、气户，每穴 1 分钟，以有酸胀感为度。

2. 患者正坐或站立，操作者点按血海、梁丘、足三里各 1 分钟，以有酸胀感为度。

肝肾阴虚型加滚、揉施于颈肩部，按涌泉

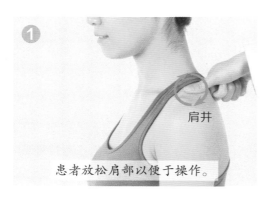

肩井

患者放松肩部以便于操作。

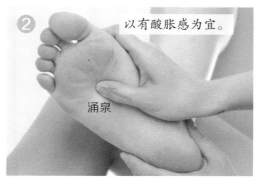

以有酸胀感为宜。

涌泉

1.用滚法、指揉法交替施术于颈肩部，以肩井为主要腧穴，揉至有酸胀感为度。

2.用拇指指腹按涌泉 1 分钟，以有酸胀感为宜。

痰湿中阻型加拿头部毛发区，推桥弓，点按血海等穴

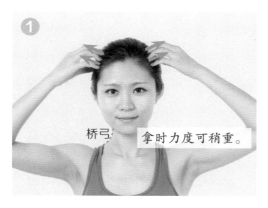

桥弓　拿时力度可稍重。

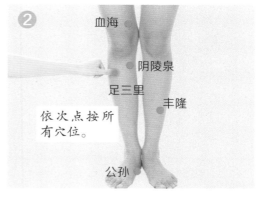

血海

阴陵泉

足三里

丰隆

依次点按所有穴位。

公孙

1.患者站立，于头部毛发区施以拿法；配合推抹桥弓，推完一侧，再推另一侧。

2.患者站立或正坐，操作者点按血海、足三里、阴陵泉、丰隆、公孙，每穴 1 分钟，以有酸胀感为度。

头痛

头痛推拿视频

头痛是常见的自觉症状表现，可单独出现，也可出现于急慢性疾病之中。头痛的发病原因有多种，中医将其分为外感和内伤两大类，外感主要分为风寒型和风热型，内伤主要分为痰浊型和血虚型。

头痛常见证型分类

证型	病因	症状	治疗原则
风寒型	外感风寒，则寒凝血积，经络阻滞而致头痛	多发于吹风受寒之后引起头痛，有时痛连项背，恶风寒，喜裹头，口不渴，苔薄白，脉浮或紧	祛风散寒
风热型	外感风热，则风热上扰，气血逆乱而致头痛	头胀痛，甚则如裂，恶风发热，面红目赤，口渴欲饮，咽红肿痛，尿黄或便秘，苔薄黄或舌尖红，脉浮数	解表清热
痰浊型	脾失健运，痰浊中阻，上蒙清窍，故头痛	头痛头胀，胸胁胀满，纳呆倦怠，口吐涎沫，恶心，苔白腻，脉滑	健脾化湿
血虚型	因失血或饮食失调，劳伤过度，脾胃虚弱，气血生化之源不足而引起，气虚血少不能滋养脑窍而头痛	头痛头晕，神疲乏力，面色少华，心悸气短，舌淡，脉细无力	健脾补血，舒络止痛

基本推拿手法

①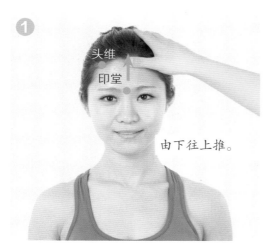

1. 患者正坐，操作者用按揉法或一指禅推法从印堂开始，向上沿发际至头维，操作 3~4 次。

②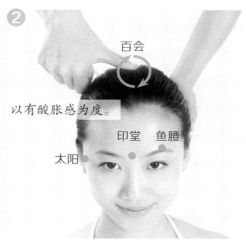

2. 患者正坐，操作者用拇指指腹按揉印堂、鱼腰、太阳、百会，每穴 1~2 分钟，以有酸胀感为宜。

③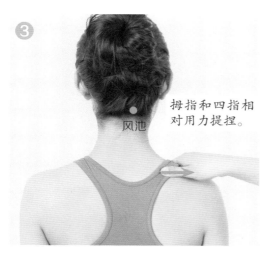

3. 患者正坐，操作者位于患者一侧，拿风池、肩井，各拿 2~3 分钟。

④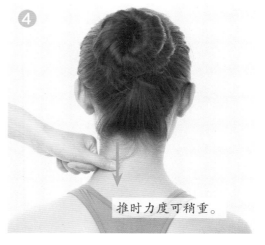

4. 患者正坐，操作者用一指禅推法沿患者颈部两侧膀胱经自上而下，治疗 2~3 分钟。

风寒型加点揉天柱、肺俞、风门

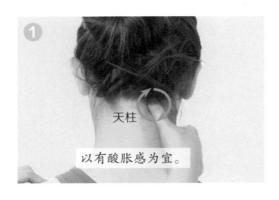

天柱

以有酸胀感为宜。

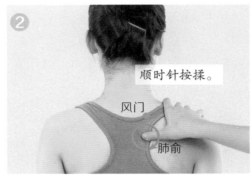

顺时针按揉。

风门

肺俞

1. 患者正坐，操作者立于其身后，用拇指指腹点揉天柱1~2分钟，以有酸胀感为度。

2. 患者正坐，操作者用拇指指腹点揉肺俞、风门各1~2分钟，以有酸胀感为度。

风热型加按揉曲池、手三里等穴，拍击膀胱经

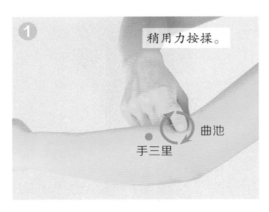

稍用力按揉。

曲池

手三里

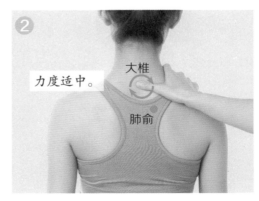

大椎

力度适中。

肺俞

1. 用食指指腹按揉曲池、手三里各1分钟，以有酸胀感为度。

2. 用拇指指腹按揉大椎、肺俞，每穴1分钟；再用手掌拍击背部两侧膀胱经，以皮肤微红为度。

痰浊型加按揉脾俞等穴，擦背部，摩腹

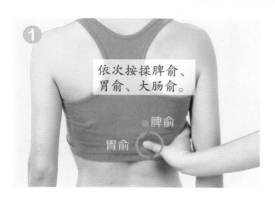

依次按揉脾俞、胃俞、大肠俞。

脾俞

胃俞

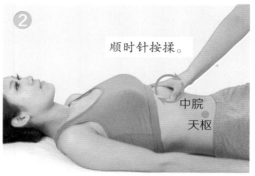

顺时针按揉。

中脘

天枢

1. 操作者用拇指指腹按揉脾俞、胃俞、大肠俞，每穴各 3 分钟；横擦上背部，直擦背部督脉，以透热为度。

2. 患者仰卧，操作者立于其侧旁，用拇指指腹在中脘、天枢各按揉 3 分钟；然后再顺时针摩腹 3~5 分钟。

血虚型加按揉心俞、膈俞，擦背部，摩腹

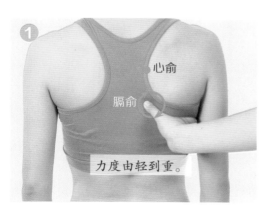

心俞

膈俞

力度由轻到重。

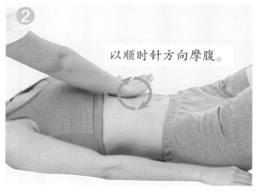

以顺时针方向摩腹。

1. 患者正坐，操作者用拇指指腹按揉心俞、膈俞各 3~5 分钟；直擦上背部和背部督脉，以透热为度。

2. 患者仰卧，操作者立于其一侧，顺时针方向摩腹 3~5 分钟。

失眠

失眠是以经常不能获得正常睡眠为特征的一类病症，主要表现为睡眠时间、深度不足。轻者入睡困难，或睡眠较浅，时睡时醒，或醒后不能再睡；重者彻夜不眠。

失眠常见证型分类

证型	病因	症状	治疗原则
心脾两虚型	长期思虑劳损，伤及心脾，血液耗损，不能养心，以致心神不安而失眠	多梦易醒，心悸健忘，神疲乏力，饮食无味，面色少华，舌淡苔薄，脉细弱	健脾安神
阴虚火旺型	素体虚弱或久病体虚或房劳过度，肾阴耗损，心肾不交，水不制火，则心火独亢而神志不宁，因而失眠	心烦失眠，头晕耳鸣，口干津少，五心烦热，舌质红，脉细数；或有梦遗健忘，心悸，腰酸等症状	滋阴养血
肝郁化火型	恼怒伤肝，肝失条达，气郁不舒，郁而化火，火性炎上，扰动心神，神不得安则失眠	失眠，性情急躁易怒，不思饮食，口渴喜饮，目赤口苦，小便黄赤，大便秘结，舌质红，苔黄，脉弦而数	疏肝清热
痰热内扰型	饮食不节，肠胃受伤，宿食停滞，酿成痰热，壅遏于中，痰热上扰，胃气不和，以致卧不得安	失眠，胸闷头重，心烦口苦，目眩，苔腻而黄，脉滑数	清热化痰

基本推拿手法

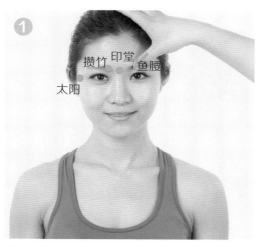

攒竹　印堂　鱼腰
太阳

1. 患者正坐或仰卧，操作者用一指禅推
   头面部穴位，反复分推 3~5 遍。继之
   指按印堂、攒竹、鱼腰、太阳。

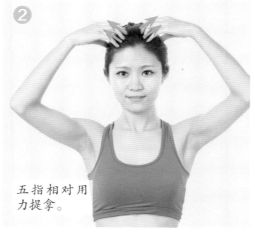

五指相对用
力提拿。

2. 从前额发际处至风池做五指拿法，操
   作 3~5 遍。

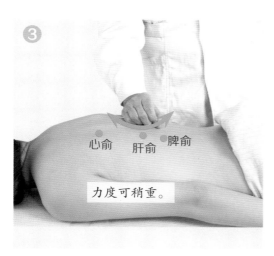

心俞　肝俞　脾俞

力度可稍重。

3. 患者俯卧，操作者用㨰法在患者背部、
   腰部操作，重点治疗心俞、肝俞、脾
   俞等部位，时间约 5 分钟。

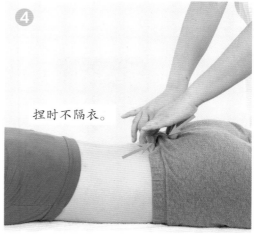

捏时不隔衣。

4. 患者俯卧，操作者站其一侧自下而上
   捏脊，操作 3~4 遍；再自上而下掌推
   背部督脉，操作 3~4 遍。

心脾两虚型加按揉神门，擦上背部及背部督脉

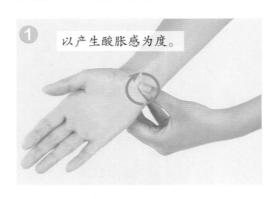

以产生酸胀感为度。

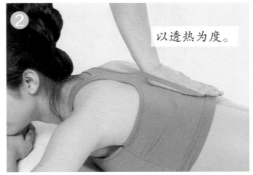

以透热为度。

1. 用拇指指腹按揉神门 1~2 分钟，以有酸胀感为度。

2. 患者俯卧，操作者站其一侧，先用手掌横擦上背部，再直擦背部督脉，以透热为度。

阴虚火旺型加推桥弓，擦肾俞、命门

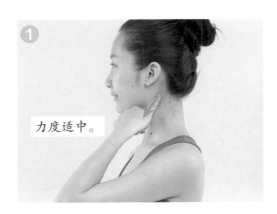

力度适中。

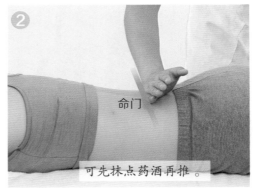

命门

可先抹点药酒再推。

1. 用拇指指腹先推一侧桥弓 1~2 分钟，再推另一侧桥弓。

2. 患者俯卧，操作者站其一侧，用手掌横擦肾俞、命门各 1~2 分钟，以透热为度。

肝郁化火型加揉肝俞、胆俞等穴，搓两胁

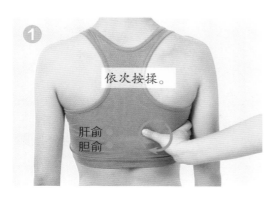

依次按揉。

肝俞
胆俞

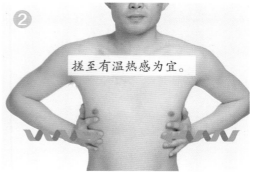

搓至有温热感为宜。

1. 用拇指指腹揉肝俞、胆俞、期门、章门、太冲，每穴 1~2 分钟，以有酸胀感为度。

2. 用两手手掌搓两胁，约 1 分钟，以有温热感为度。

痰热内扰型加揉中脘、气海等穴，擦膀胱经及八髎

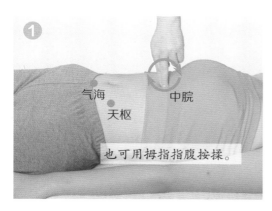

气海　　　　中脘
天枢

也可用拇指指腹按揉。

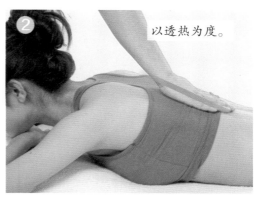

以透热为度。

1. 用食指和中指配合揉中脘、天枢、气海，每穴 1 分钟，以有酸胀感为度。

2. 患者俯卧，操作者站其一侧，用手掌直擦背部膀胱经及骶部八髎，以透热为度。

高血压

高血压推拿视频

高血压是指以体循环动脉血压（收缩压和／或舒张压）增高为主要特征（收缩压 ≥ 140 毫米汞柱，舒张压 ≥ 90 毫米汞柱），可伴有心、脑、肾等器官功能或器质性损害的临床综合征。

高血压常见证型分类

证型	病因	症状	治疗原则
肝阳上亢型	长期精神紧张，或恼羞成怒，可使肝气内郁，郁久化火，耗损肝阴，阴不敛阳，肝阳上亢而致血压升高	头晕目眩，头痛且胀，耳鸣、面赤，急躁易怒，夜寐不宁，每因烦劳、恼怒而诱发或加剧，伴胁胀、口苦，舌苔薄黄，脉弦有力	平肝安神
痰浊壅盛型	过度食肥甘食物或饮酒过度，以致湿浊内生，久而化热，灼津成痰，痰浊阻塞脉络，上扰清阳，导致血压升高	头昏头痛，沉重如蒙，胸闷脘痞，呕恶痰涎，食少多寐，舌苔白腻，脉濡滑或弦滑	化痰降浊
阴虚阳亢型	如劳伤过度或年老肾亏者，由于肾阴不足，肝失所养，肝阳偏亢，内风易动	头晕胀痛，耳鸣，健忘，腰膝酸软，面热眼花，口燥咽干，舌红，脉弦细	调整阴阳，平肝益肾

基本推拿手法

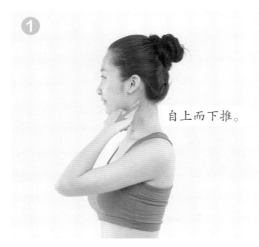

自上而下推。

1. 操作者用拇指或食、中二指自上而下推桥弓，先推左侧，后推右侧，约3分钟。

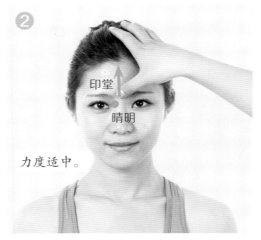

印堂

晴明

力度适中。

2. 用一指禅推法从印堂直线向上到发际，往返4~5遍；再从印堂到晴明，绕眼眶一周治疗，两侧交替进行，每侧推3~4次，时间约5分钟。

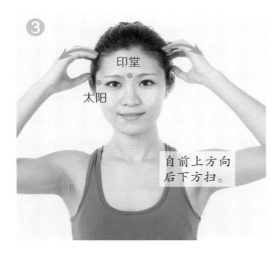

印堂

太阳

自前上方向后下方扫。

3. 用按揉法在额部治疗，从印堂至太阳，再用推法在头侧胆经循行部位，自前上方向后下方扫散，每侧3~5分钟。

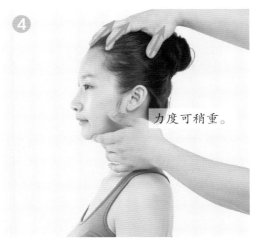

力度可稍重。

4. 患者正坐，操作者在头顶部用五指拿法，至颈项部改用三指拿法，沿颈椎两侧拿至大椎两侧，重复3~4次。

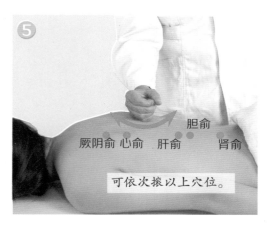

自下而上捏脊。

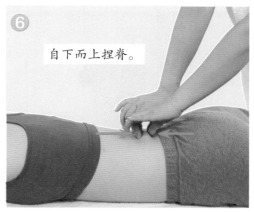

厥阴俞 心俞 肝俞 胆俞 肾俞

可依次擦以上穴位。

5. 患者俯卧，操作者用滚法在患者背部膀胱经操作，重点治疗厥阴俞、心俞、肝俞、胆俞、肾俞等穴位，时间约 5 分钟。

6. 患者俯卧，操作者站其一侧自下而上捏脊，操作 3~4 遍；再自上而下掌推患者背部督脉，操作 3~4 遍。

肝阳上亢型加掐按太冲、行间，擦肝俞、肾俞

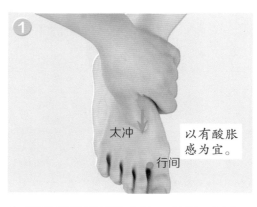

太冲

行间

以有酸胀感为宜。

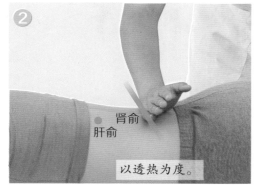

肾俞

肝俞

以透热为度。

1. 用拇指指端掐按太冲、行间，每穴各 2~3 分钟。

2. 患者俯卧，操作者用小鱼际横擦肝俞、肾俞，以透热为度。

痰浊壅盛型加揉丰隆、解溪，推、揉足三里

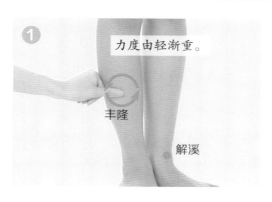

力度由轻渐重。

丰隆

解溪

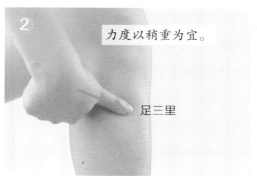

力度以稍重为宜。

足三里

1. 患者正坐，操作者用拇指指腹揉丰隆、解溪 1~2 分钟，取泻法。

2. 用拇指指腹推、揉足三里，以产生酸胀感为度。

阴虚阳亢型加擦肾俞、命门、涌泉

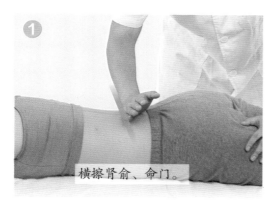

横擦肾俞、命门。

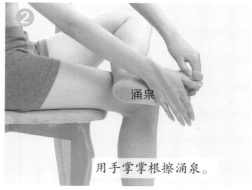

涌泉

用手掌掌根擦涌泉。

1. 患者俯卧，操作者站其一侧，用手掌横擦腰部肾俞、命门 1~2 分钟，以透热为度。

2. 取坐位，一条腿抬起搭在另一条腿上，用手掌掌根直擦足底涌泉，操作 1~2 分钟，以透热为度。

糖尿病

糖尿病推拿视频

糖尿病，中医称之为消渴症，是以多饮、多食、多尿、身体消瘦，或尿浊、尿有甜味为特征的一种病症。本病主要由素体阴虚、饮食不节引起，再加上情志失调，劳欲过度所致。

糖尿病常见证型分类

证型	病因	症状	治疗原则
肺热津伤型	风热感冒或嗜食辛辣，郁热内生，蕴藏于肺，火盛消灼肺阴，伤津耗气而致	烦渴多饮，口干舌燥，尿多，舌边尖红，苔薄黄，脉洪数	清热润肺，生津止渴
胃热炽盛型	长期过食肥甘，醇酒厚味，以致脾胃运化功能失常，积热内蕴，化燥耗津，发为本病	多食易饥，形体消瘦，尿量增多，大便干燥，舌质红，苔黄，脉滑实有力	清泻胃火，养阴增液
肾阴亏虚型	素体阴虚，复因房事不节，劳欲过度，损耗阴精，导致阴虚火旺，上蒸于肺胃而发为本病	尿频、量多，浑浊如脂膏，乏力，头晕耳鸣，口干舌燥，舌质红，脉沉细数	滋阴固肾

基本推拿手法

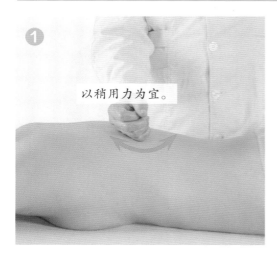

以稍用力为宜。

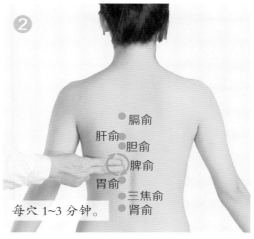

膈俞
肝俞
胆俞
脾俞
胃俞
三焦俞
肾俞

每穴 1~3 分钟。

1. 患者俯卧，操作者用擦法在背部脊柱两侧膀胱经施术，约 6 分钟。

2. 操作者用拇指指腹点按或按揉患者背部膈俞、肝俞、胆俞、脾俞、胃俞、三焦俞、肾俞，以产生酸胀感为宜。

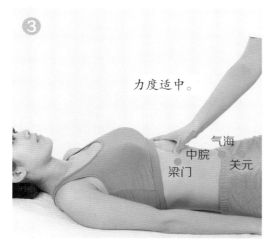

力度适中。

气海
中脘
梁门
关元

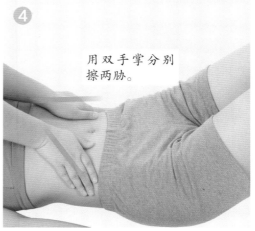

用双手掌分别擦两肋。

3. 患者仰卧，操作者用一指禅推法施于中脘、梁门、气海、关元，约 5 分钟，以有酸胀感为度。

4. 患者仰卧，操作者用手掌直推患者上腹部、小腹部，约 5 分钟；再用两手掌擦两肋肋部，以透热为度。

肺热津伤型加按揉阳溪、太渊、廉泉、承浆

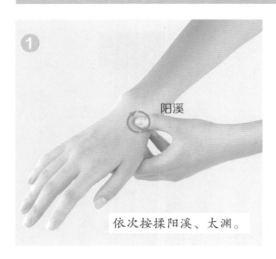

阳溪

依次按揉阳溪、太渊。

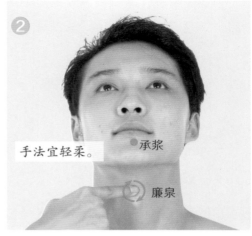

手法宜轻柔。

承浆

廉泉

1. 用拇指指腹按揉上肢阳溪和太渊，每穴操作 1~3 分钟。

2. 用食指指腹依次按揉廉泉、承浆，所用手法以轻柔为度，每穴操作 1~3 分钟。

胃热炽盛型加按揉足三里，摩神阙

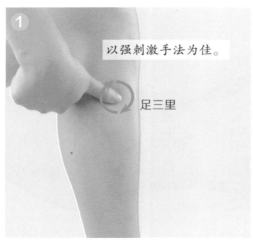

以强刺激手法为佳。

足三里

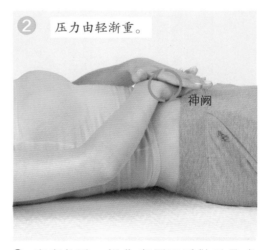

压力由轻渐重。

神阙

1. 用拇指指腹按揉足三里 1~3 分钟，所用压力稍重。

2. 患者仰卧，操作者用双手做重叠或交叉样，以神阙为中心做顺时针方向的摩腹动作，压力由轻渐重，幅度由小至大，每次治疗时间 2~3 分钟。

肾阴亏虚型加揉气海等穴，按揉肝俞等穴，擦命门等穴

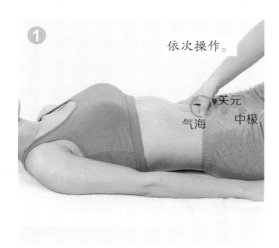

依次操作。

关元
气海　中极

1. 患者仰卧，操作者用拇指指腹揉任脉的气海、关元、中极，使之产生温热感，每穴 1~2 分钟。

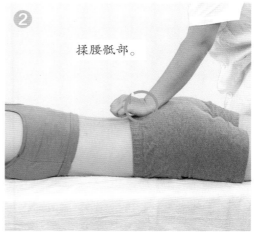

揉腰骶部。

2. 患者俯卧，操作者用掌根揉腰骶部，时间 3 分钟左右。

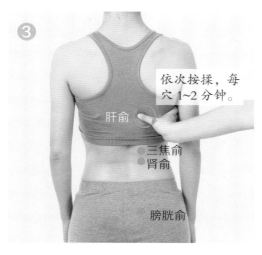

依次按揉，每穴 1~2 分钟。

肝俞

三焦俞
肾俞

膀胱俞

3. 用拇指指腹依次按揉肝俞、三焦俞、肾俞、膀胱俞，以产生酸胀感为宜。

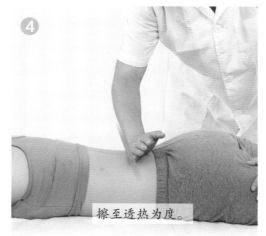

擦至透热为度。

4. 患者俯卧，操作者站其一侧，横擦患者命门、八髎和腰俞 1~2 分钟，以透热为度。

冠心病

冠心病是指冠状动脉粥样硬化使血管腔阻塞导致心肌缺血、缺氧而引起的心脏病，和冠状动脉功能性改变一起，统称冠状动脉性心脏病，简称冠心病，亦称缺血性心脏病。

冠心病常见证型分类

证型	病因	症状	治疗原则
阴寒凝滞型	寒邪内侵，阳气痹阻，心脉凝滞不通，故胸痛时作。胸阳不振，气机阻滞，故心悸气短。已有心阳不振，复感寒邪，则阴寒更盛，故疼痛加剧	猝然心痛如绞，或心痛彻背，背痛彻心，形寒肢冷，面色苍白，甚则冷汗自出，心悸气短，多因气候骤冷或骤遇风寒而发病或加重，苔薄白，脉沉紧或促	宣痹通阳，散寒止痛
气滞血瘀型	情志不遂，脏气不平，气机逆乱，血脉运行不畅而发生心痛症状表现	心胸满闷，隐痛阵阵，痛有定处，情绪不遂可引起或加重病情，伴胸胁胀痛，善叹息，舌质紫暗或有瘀斑，脉涩或结代	行气活血，化瘀通络
痰热扰心型	痰为阴邪，重黏滞，痰浊阻郁心脉，胸阳不展，气机不畅，故胸痛、胸闷如窒	气短，心悸，神疲乏力，自汗，口苦，心烦，头重，目眩，舌偏红，苔黄腻	清热豁痰，活血化瘀，通络
阳气虚衰型	年老体虚，肾气渐衰，温煦滋养无权，致心肝脾肾俱衰，功能失调	心胸隐痛或胸闷气短，头晕、心悸，神疲懒言，畏寒肢冷，面色苍白，动则汗出，舌淡胖，边有齿痕，脉沉细或结代	补心温阳，宣痹止痛

基本推拿手法

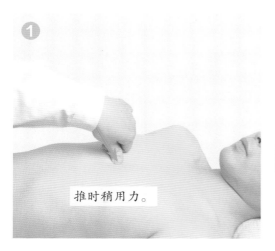

推时稍用力。

1. 患者仰卧，操作者用一指禅推法推膻中，以有酸胀感为度；再用手掌擦前胸部，以透热为度。

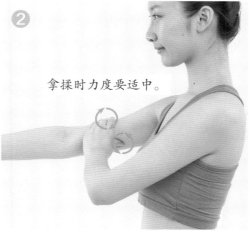

拿揉时力度要适中。

2. 用拇指与食指、中指或其余四指相对拿揉上肢内侧肌肉 3 分钟。

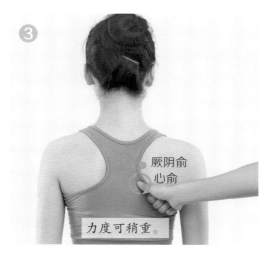

厥阴俞
心俞

力度可稍重。

3. 操作者在心俞、厥阴俞按揉，每穴各 3 分钟。

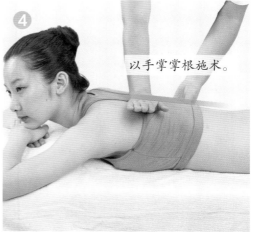

以手掌掌根施术。

4. 患者俯卧，操作者站其一侧，用手掌擦患者背部，以透热为度。

阴寒凝滞型加擦、揉前胸部，按揉膻中、关元、至阳

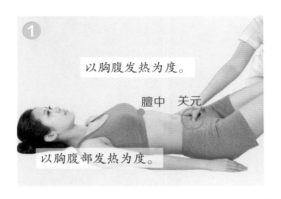

以胸腹发热为度。

膻中 关元

以胸腹部发热为度。

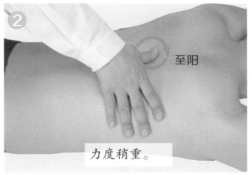

至阳

力度稍重。

1. 用掌根或小鱼际方向擦、揉前胸部50次，并重点按揉膻中、关元3分钟，以胸腹发热、疼痛缓解为度。

2. 患者俯卧，操作者站其一侧，用手指按揉至阳3分钟，以有酸胀感为度。

气滞血瘀型加推背部肺俞至膈俞，按血海、阴陵泉

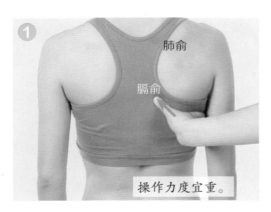

肺俞

膈俞

操作力度宜重。

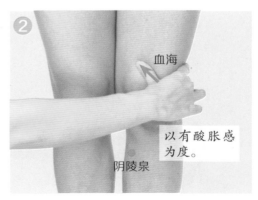

血海

以有酸胀感为度。

阴陵泉

1. 用拇指指腹推患者背部足太阳膀胱经，从肺俞至膈俞，以泻为主。

2. 用拇指指腹按血海、阴陵泉各1分钟，以有酸胀感为度。

痰热扰心型加点按丰隆，拍背部

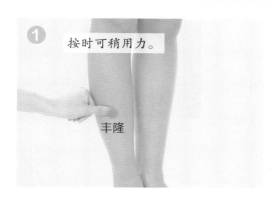

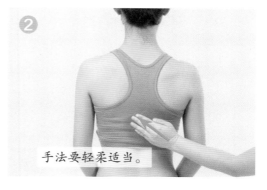

1. 操作者用拇指指腹指点按丰隆 1 分钟，以有酸胀感为度。

2. 操作者以空掌拍打患者背部 1 分钟，手法要轻柔适当。

阳气虚衰型加点按气海

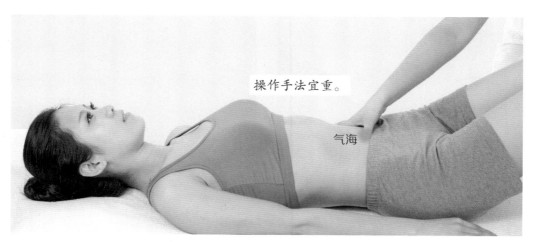

患者仰卧，操作者用拇指点按气海 3 分钟，以有酸胀感为度。

中风后遗症

中风后遗症推拿视频

中风后遗症又称脑卒中后遗症，是指急性脑血管病发病后，遗留的以半身不遂、麻木不仁、口眼歪斜、言语不利为主要表现的一种病症。

推拿要点

推拿时间
每个穴位操作 1 分钟左右。

治疗原则
平肝息风，舒筋通络，滑利关节。

注意事项
不要过度劳累，规律作息，合理饮食，配合医生进行康复训练。

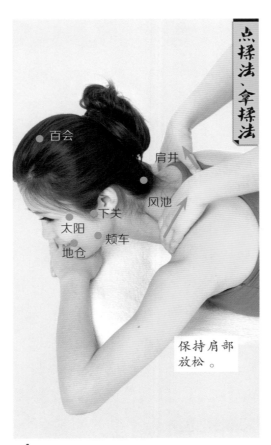

点揉法、拿揉法

百会　肩井　风池　下关　太阳　颊车　地仓

保持肩部放松。

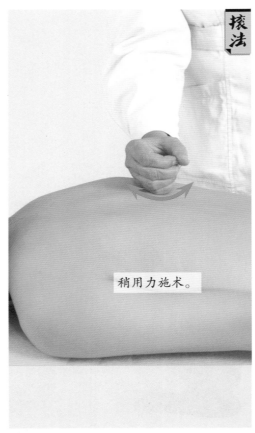

㨰法

稍用力施术。

1 患者俯卧，操作者先点揉百会、太阳、下关、颊车、地仓，再拿揉肩部两侧风池、肩井。

2 患者俯卧，操作者用㨰法作用于患者背部脊柱两侧，操作 1 分钟左右。

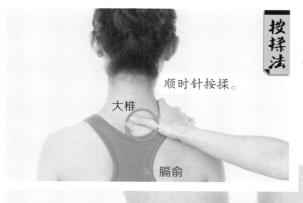

按揉法

顺时针按揉。

大椎

膈俞

3 用拇指指腹按揉大椎、膈俞、肾俞各 1 分钟，以有酸胀感为度。

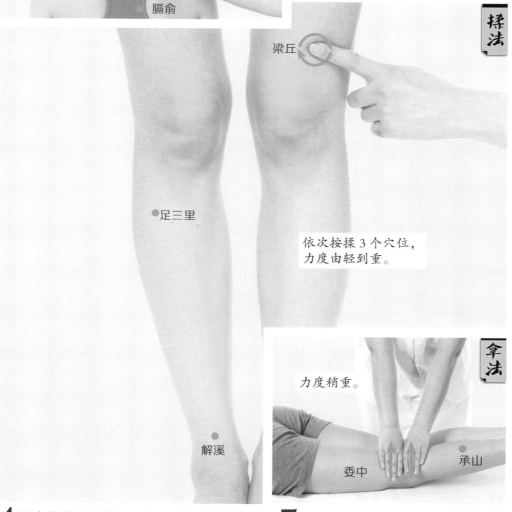

揉法

梁丘

依次按揉 3 个穴位，力度由轻到重。

足三里

解溪

拿法

力度稍重。

委中　　　　承山

4 用食指指腹揉梁丘、足三里、解溪各 1 分钟，以有酸胀感为度。

5 患者俯卧，操作者用拇指和其余四指相对拿委中、承山、昆仑各 1 分钟，以有酸、胀、麻感觉为佳。

肥胖症

肥胖症推拿视频

中医认为，肥胖症是由暴饮暴食，脾胃运化功能失常，痰湿积聚体内所致。推拿治疗可健运脾胃，祛痰化湿，对因脾胃失调引起的肥胖症有很好的疗效。

推拿要点

推拿时间
每个穴位操作1分钟左右。

治疗原则
健运脾胃，祛湿化痰。

注意事项
减肥要循序渐进，使体重逐渐减轻，接近正常体重，不宜骤减，以免损伤正气，降低身体抵抗力。

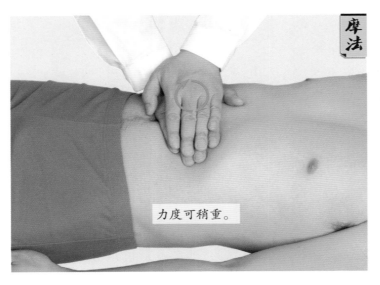
摩法

力度可稍重。

1 患者仰卧，操作者站在一侧，单掌或叠掌置腹部，分别按顺时针和逆时针方向，环形由小到大，再由大到小，各摩腹5分钟。

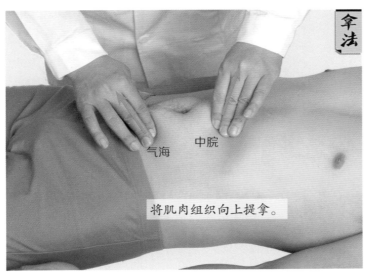
拿法

气海　中脘

将肌肉组织向上提拿。

2 患者仰卧，操作者以一只手提拿患者中脘处肌肉组织，另一只手提拿气海处肌肉组织，提拿时面积大，力量深沉。反复操作20~30次。

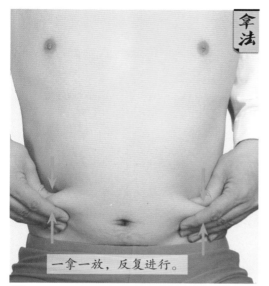

拿法

一拿一放，反复进行。

3 患者正坐，操作者站其后，双手从其双胁下提拿腹部肌肉，一拿一放，并渐次向上、向下操作，反复进行 20 次。

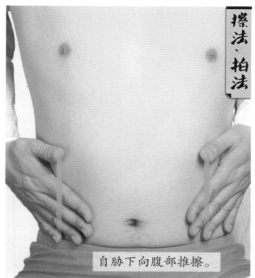

擦法、拍法

自胁下向腹部推擦。

4 患者正坐，操作者双掌自胁下向腹部用力推擦，以透热为度。掌擦肩背部、腰部及腰骶部，以透热为度，并以虚掌自上向下拍打1~3 分钟。

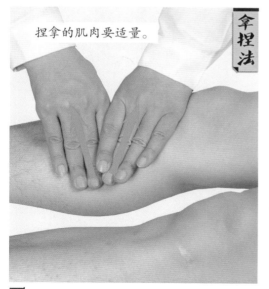

拿捏法

捏拿的肌肉要适量。

5 患者仰卧，操作者拿捏患者四肢肌肉，各部位力度要适中。

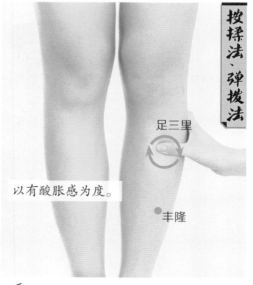

按揉法、弹拨法

足三里

以有酸胀感为度。

丰隆

6 患者站立或正坐，操作者用拇指指腹按揉并弹拨足三里、丰隆各1 分钟。

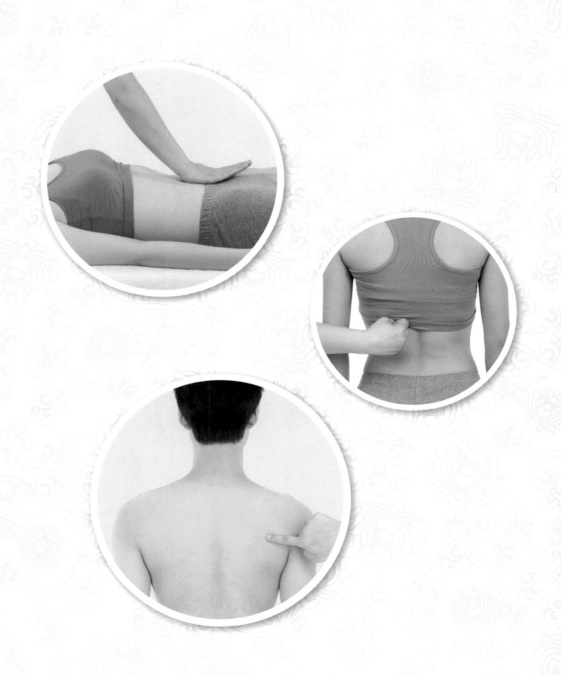

第四章

推拿保健远离
男科、妇科疾病

现代生活节奏较快，使得很多人处于亚健康状态，甚至出现一些男科、妇科疾病。难言之隐令人们不愿意去医院就医，长此以往不仅会延误病情，还会影响夫妻间的感情。学会本章介绍的推拿手法，轻松解决这些难言之隐，恢复正常生活状态。

注：由于图片角度的原因，文中部分图片中未标出全部穴位，可参见第一章的推拿常用穴位。

女性做推拿，容颜不老防百病

月经不调

月经不调推拿视频

月经不调是指月经在周期、量、色、质上的改变而发生的病理变化，包括月经先期、后期、先后无定期，月经量过多、过少等。

月经不调常见证型分类

证型	病因	症状	治疗原则
血热型	素体阳盛或过食辛烈助阳之品；或情志抑郁，郁而化火；或久病失血伤阴，阴虚阳盛，热迫血行，冲任不固，致经血先期	月经先期，量多，色深红或紫，质浓，烦躁不安，舌红苔黄，脉滑数有力	清热凉血，调经止血
血寒型	经行之时，过食生冷，感受寒邪，冒雨涉水，寒邪侵袭，客于胞中，影响冲任，血为寒凝，经脉不畅，以致经行后期	月经后期，量少，色暗红，小腹疼痛，得热则减，畏寒肢冷，面色苍白，舌淡苔薄黄，脉沉紧	温经散寒，调经
气血虚弱型	病后失于调养，产孕过多，营血亏虚；或饮食劳倦，脾胃两虚，生化之源不足，气衰血少，从而引起月经后期	小腹空痛，面色萎黄，皮肤不润，心悸眼花，舌淡苔薄，脉虚细弱	养血调经
气滞型	由于精神、情绪因素，气血运行不畅，冲任受阻，以致月经后期	月经后期，量少，色正常或暗红，小腹胀痛，胸闷不舒，乳胀胁痛，舌质暗红，脉弦或涩	行气活血

基本推拿手法

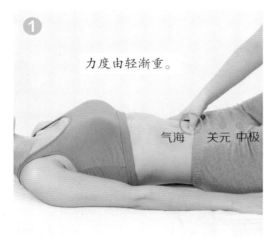

力度由轻渐重。

气海　关元 中极

1. 患者仰卧，操作者用拇指指腹按揉气海、关元、中极，每穴 1~3 分钟，以有酸胀感为度。

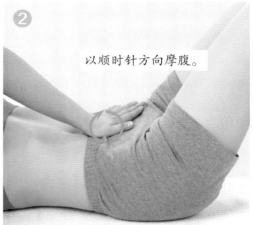

以顺时针方向摩腹。

2. 患者仰卧，操作者用掌摩法顺时针方向摩小腹治疗，时间 3~5 分钟，以有温热感为宜。

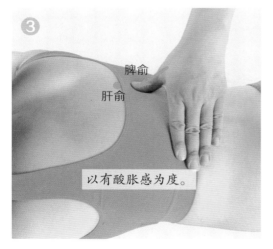

脾俞

肝俞

以有酸胀感为度。

3. 患者俯卧，操作者用一指禅推法推背部两侧膀胱经，重点在脾俞、肝俞、肾俞处，每穴各1~3分钟，以有酸胀感为度。

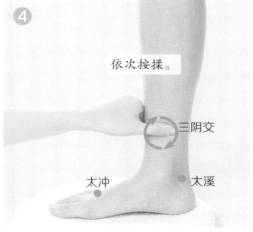

依次按揉。

三阴交

太冲　　太溪

4. 患者正坐或仰卧，操作者用拇指按揉三阴交、太冲、太溪，每穴各1~3分钟，以有酸胀感为度。

血热型加按揉大敦、行间、隐白等穴

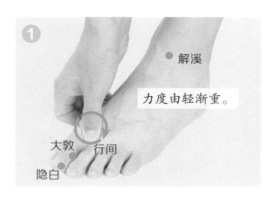

1. 用拇指指腹按揉大敦、行间、隐白、解溪，每穴操作 1~3 分钟，以产生酸胀感为度。

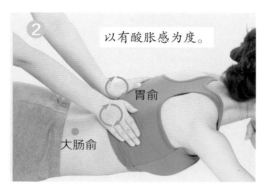

2. 患者俯卧，操作者用两手掌根按揉胃俞、大肠俞，每穴 1~3 分钟，以有酸胀感为度。

血寒型加按神阙，擦督脉、肾俞、命门

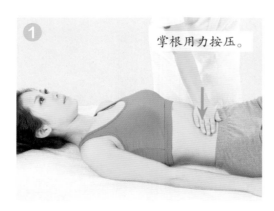

1. 患者仰卧，操作者用手掌按神阙，持续按压 3~5 分钟，以下腹部出现发热感为宜。

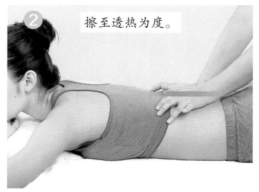

2. 患者仰卧，操作者用掌根擦背部督脉和肾俞、命门，反复摩擦 3~5 分钟，以透热为度。

气血虚弱型加按揉足三里、胃俞

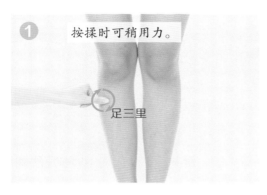

❶ 按揉时可稍用力。

足三里

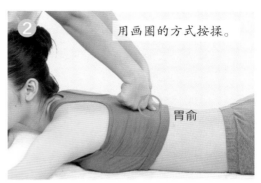

❷ 用画圈的方式按揉。

胃俞

1. 患者站立，操作者用拇指指腹按揉足三里 1~2 分钟，以有酸胀感为度。

2. 患者俯卧，操作者用拇指指腹按揉胃俞 1~2 分钟。

气滞型加按揉章门、膈俞

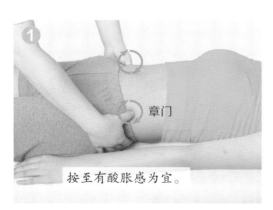

❶

章门

按至有酸胀感为宜。

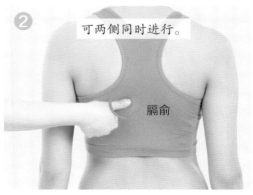

❷ 可两侧同时进行。

膈俞

1. 患者仰卧，操作者用拇指指腹按揉章门 1~2 分钟，以有酸胀感为度。

2. 患者正坐，操作者用拇指指腹按揉膈俞 1~2 分钟，以有酸胀感为度。

痛经

痛经推拿视频

痛经是常见的妇科疾病之一，指行经前后或月经期出现下腹部疼痛、坠胀，伴有腰酸或其他不适的一种病症。痛经分为原发性和继发性两类，原发性痛经指生殖器官无器质性病变的痛经；继发性痛经指由盆腔器质性疾病，如子宫内膜异位症、子宫腺肌病等引起的痛经。

痛经常见证型分类

证型	病因	症状	治疗原则
寒湿凝滞型	经期冒雨涉水，游泳，感寒饮冷，坐卧湿地，寒湿凝滞经血，滞而作痛	小腹冷痛，甚或绞痛，甚则牵连腰脊疼痛，得热则舒，经行量少，色暗有血块，畏寒，便溏	温经散寒，祛湿
气滞血瘀型	多由情志不舒、肝郁气滞、经血滞于胞宫而作痛	经前或经期小腹胀痛，经行量少，淋漓不畅，血色紫暗有血块，块下则疼痛减轻，胸胁、乳房胀痛	理气活血，化瘀
肝肾亏虚型	多产房劳，素体虚弱，精血亏少，经行之后，血海空虚，胞宫失养导致疼痛	经后小腹隐痛，经血色淡、量少，腰部酸楚，头晕耳鸣	益肝养肾，填精补血
气血虚弱型	平素气血不足，或大病久病之后气血两亏，行经以后血海空虚，脉失养而致疼痛	经期或经后小腹绵绵作痛，按之痛减，经色淡，质清稀，面色苍白，精神倦怠，舌淡苔薄，脉虚细	益气养血，补血止痛

基本推拿手法

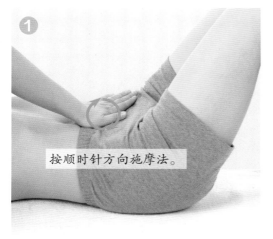

按顺时针方向施摩法。

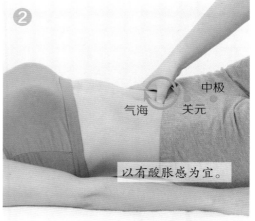

中极

气海　关元

以有酸胀感为宜。

1. 患者取仰卧位，操作者用掌摩法按顺时针方向在小腹部操作，时间约 5 分钟，以透热为度。

2. 患者仰卧，操作者用拇指指腹按揉气海、关元、中极，每穴 3~5 分钟。

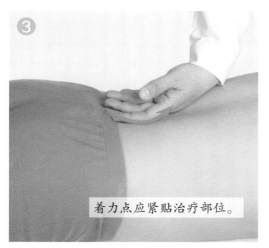

着力点应紧贴治疗部位。

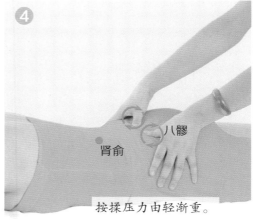

八髎

肾俞

按揉压力由轻渐重。

3. 患者取俯卧位，操作者用㨰法在脊柱两侧及腰骶部操作，时间约 5 分钟。

4. 患者俯卧，操作者用拇指指腹按揉肾俞、八髎，以有酸胀感为度；再在腰骶部及八髎用擦法操作，以透热为度。

寒湿凝滞型加擦腰骶部、肾俞等，按揉血海、三阴交

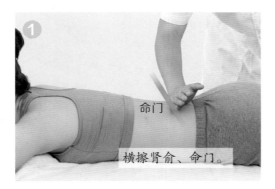

横擦肾俞、命门。

命门

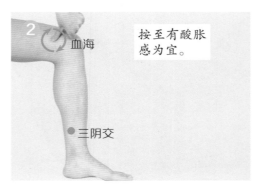

按至有酸胀感为宜。

血海

三阴交

1. 患者俯卧，操作者先直擦腰骶部；再横擦肾俞、命门，以透热为度，每处擦 3~5 分钟。

2. 操作者用拇指指腹按揉患者血海、三阴交，每穴 1~3 分钟。

气滞血瘀型加按揉章门、期门、三阴交

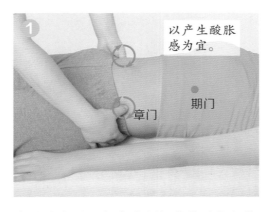

以产生酸胀感为宜。

章门

期门

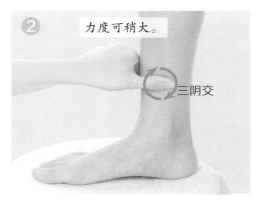

力度可稍大。

三阴交

1. 患者仰卧，操作者用拇指指腹按揉期门、章门，每穴 1~3 分钟。

2. 用拇指指腹按揉三阴交，时间 1~3 分钟，以有酸胀感为度。

肝肾亏虚型加按揉肝俞、照海、太溪、涌泉

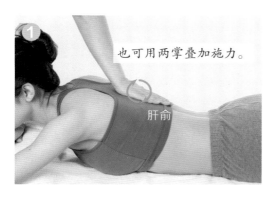

也可用两掌叠加施力。

肝俞

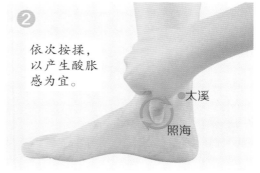

依次按揉，
以产生酸胀
感为宜。

太溪

照海

1. 患者俯卧，操作者用掌根按揉肝俞 1~2 分钟，以有酸胀感为度。

2. 患者正坐，操作者用拇指指腹按揉照海、太溪、涌泉，每穴 1~2 分钟。

气血虚弱型加摩腹，按揉中脘、足三里

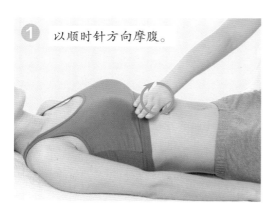

以顺时针方向摩腹。

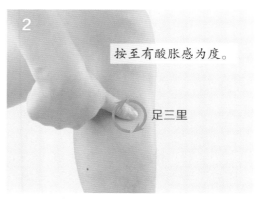

按至有酸胀感为度。

足三里

1. 患者仰卧，操作者立于患者一侧，先用手掌摩腹，再用拇指按揉中脘 2~3 分钟。

2. 患者正坐，操作者用拇指指腹按揉足三里，操作 2~3 分钟。

闭经

闭经又称"月事不来"，指的是女性过了 18 岁还没有来月经，或者来过之后又停经 3 个月以上（怀孕情况除外），有的还伴有头晕耳鸣、腰酸腿软等症状。

闭经常见证型分类

证型	病因	症状	治疗原则
肝肾不足型	先天禀赋不足，肾气未盛，精气不充，肝血虚少，冲任失于充养，无以化为经血，而致闭经。或因房劳过度、久病、多产，损及肝肾，精血不足，胞宫无血可下，而成闭经	女子 18 岁尚未行经；或初潮迟或由月经后期，量少色淡，逐渐至闭经，体质虚弱，腰酸腿软，头晕耳鸣或口干咽燥，五心烦躁，潮热盗汗，两颧暗红，舌质红或舌淡苔少，脉细弦或细涩	补肾养肝
气血虚弱型	脾胃素弱，或饮食劳倦，或忧思过度，损伤心脾；或大病久病，产后失血过多，或哺乳期过长，均可致冲任血少，血海空虚，而成闭经	月经逐渐后延，量少，而渐至停经，伴有头晕眼花，心悸气短，神倦肢疲，食欲不振，毛发不泽或易脱落，羸瘦萎黄，舌质淡，苔少或薄白，脉沉缓或细弱	补气养血，调经
气滞血瘀型	所欲不遂，情志内伤，肝失疏泄，导致气滞血瘀，或因经期、生产之时，风冷寒邪入侵胞宫，邪滞胞脉，或内伤生冷寒凉，血寒瘀滞，冲任受阻，导致闭经	月经数月不至，精神抑郁，烦躁易怒，胸胁胀满，少腹胀痛或拒按，舌边紫暗或有瘀点，脉沉弦或沉涩	理气活血，化瘀通经
痰湿阻滞型	肥胖之人，多痰多湿，痰湿壅阻经道，或脾阳失运，聚湿成痰，脂膏痰湿阻滞冲任，壅滞胞脉，而致闭经不行	月经停闭，形体肥胖，胸胁胀满，呕恶痰多，神疲倦怠，带下量多色白，面浮足肿，苔白腻，脉滑	除湿祛痰，理气活血

基本推拿手法

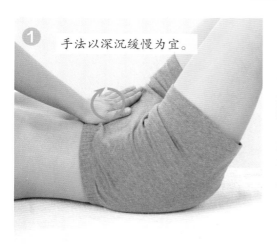

1. 患者仰卧，操作者用摩法摩小腹，手法要求深沉缓慢。

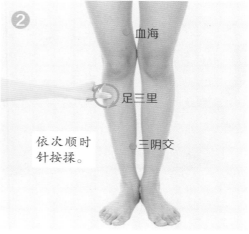

2. 操作者按揉血海、足三里、三阴交，每穴约2分钟，以有酸胀感为度。

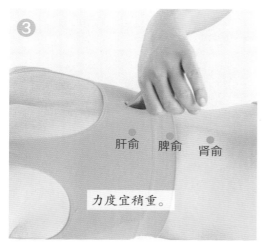

3. 患者俯卧，操作者用一指禅推法作用于脊柱两侧，重点在肝俞、脾俞、肾俞，每穴1~2分钟，以有酸胀感为度。

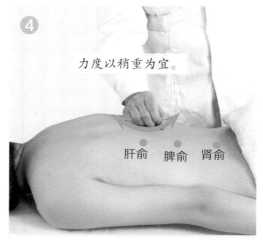

4. 患者俯卧，操作者用滚法在脊柱两侧操作，重点在肝俞、脾俞、肾俞，以患者感觉酸胀为度。

肝肾不足型加擦脾俞、胃俞等穴

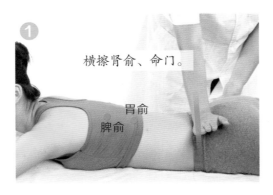

横擦肾俞、命门。

胃俞
脾俞

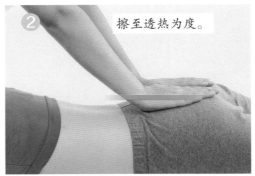

擦至透热为度。

1. 患者俯卧，操作者用手掌横擦背部脾俞、胃俞和腰骶部的肾俞、命门，以透热为度。

2. 患者俯卧，操作者先用双手掌直擦背部督脉，再斜擦两侧小腹部，均以透热为度。

气滞血瘀型加按揉章门、期门，掐揉太冲、行间

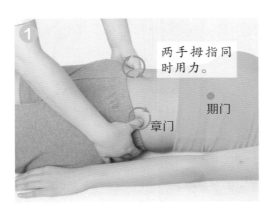

两手拇指同时用力。

期门

章门

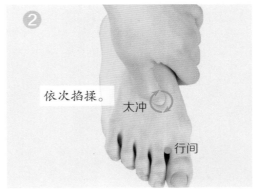

依次掐揉。

太冲

行间

1. 用拇指指腹按揉章门、期门，每穴1~3分钟，以有酸、麻、胀感觉为度。

2. 用拇指指尖掐揉太冲、行间，每穴1~3分钟，以患者感觉酸胀为度。

气血虚弱型加擦督脉、腰骶部，按揉八髎

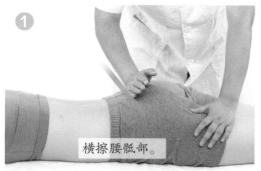

① 横擦腰骶部。

② 按揉至局部有温热感为宜。

1. 患者俯卧，操作者直擦背部督脉，横擦腰骶部，以小腹透热为度。

2. 患者俯卧，操作者用手掌掌根按揉八髎 1~2 分钟，以局部有温热感为度。

痰湿阻滞型加按揉八髎，横擦背部及腰骶部

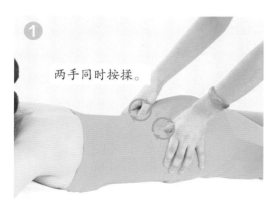

① 两手同时按揉。

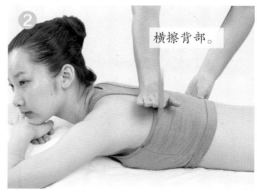

② 横擦背部。

1. 患者俯卧，操作者用双手拇指指腹按揉八髎，以感觉酸胀为度。

2. 患者俯卧，操作者用手掌横擦背部及腰骶部，以患者感觉透热为度。

更年期综合征

更年期综合征是指女性在绝经期前后因卵巢功能减退、雌性激素水平下降引起的严重神经功能紊乱和代谢障碍为主的一系列综合征。大部分症状都能自行缓解，严重的会影响生活和工作。

更年期综合征推拿视频

推拿要点

推拿时间
每个部位操作 2~5 分钟。

治疗原则
理气和血，调整阴阳。

注意事项
应重视心理治疗，加强自身调理。调情志，节嗜欲，慎起居。

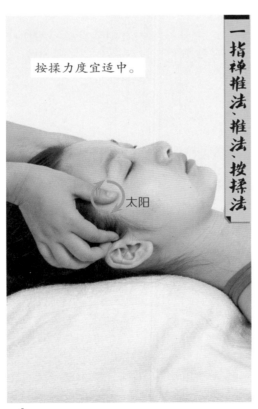

按揉力度宜适中。

太阳

一指禅推法、推法、按揉法

1 用一指禅推法施于前额部 5 分钟；用分推法施于前额、面部 5~10 次；再用拇指指腹按揉太阳、百会各 1 分钟左右。

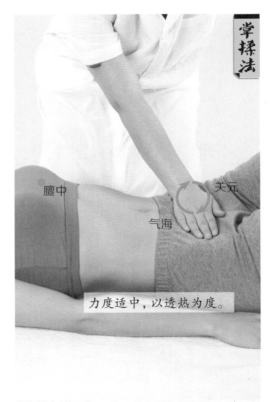

膻中

气海

关元

掌揉法

力度适中，以透热为度。

2 患者仰卧，操作者用掌揉法分别施于膻中、气海、关元，每个穴位约 2 分钟。

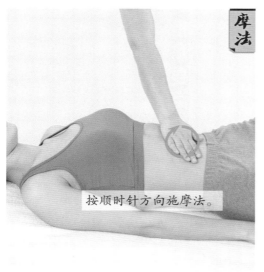

摩法

按顺时针方向施摩法。

3 患者仰卧，操作者用摩法顺时针施于上腹部及下腹部，操作 2~5 分钟。

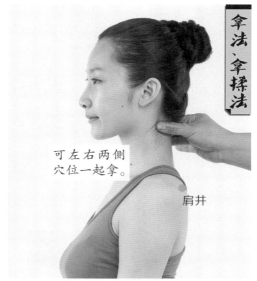

拿法·拿揉法

可左右两侧穴位一起拿。

肩井

4 患者正坐，操作者拿头部 2 分钟，再拿揉颈项部 2 分钟；拿肩井 5~10 次。

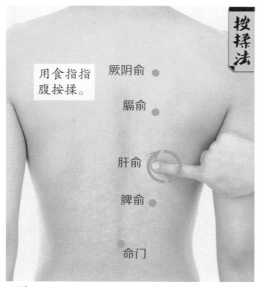

按揉法

用食指指腹按揉。

厥阴俞

膈俞

肝俞

脾俞

命门

5 操作者用食指指腹按揉厥阴俞、膈俞、肝俞、脾俞、命门，每穴约 2 分钟。

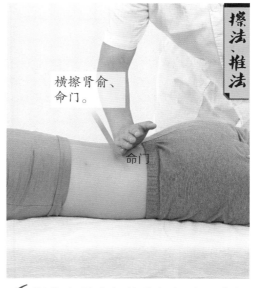

擦法·推法

横擦肾俞、命门。

命门

6 操作者用掌根推背部督脉和背部膀胱经，横擦腰骶部，以透热为度。

带下病

带下病推拿视频

带下病是指白带量多，或色、质、气味发生异常，并伴有全身或局部症状表现的一种病症。主要发病原因为生殖系统的急慢性炎症，如阴道炎、宫颈炎等。

推拿要点

推拿时间
每个穴位操作 1~2 分钟。

治疗原则
调和阴阳，补肾安神。

注意事项
注意卫生，保持外阴部清洁。

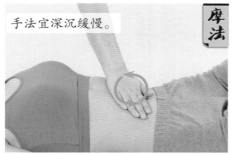
手法宜深沉缓慢。
摩法

1 患者仰卧，操作者立于侧旁。用摩法以逆时针方向摩腹，腹部移动方向为顺时针，手法要求深沉缓慢。

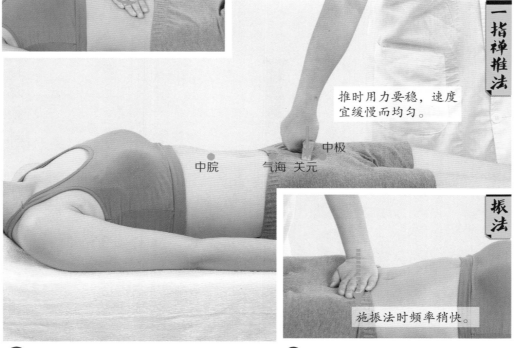

一指禅推法

推时用力要稳，速度宜缓慢而均匀。

中极
中脘　　气海 关元

振法

施振法时频率稍快。

中脘

2 患者仰卧，操作者立于一侧，用一指禅推法推中脘、气海、关元、中极，每个穴位约 2 分钟。

3 患者仰卧，操作者用手掌施振法于腹部，操作时间约 2 分钟。

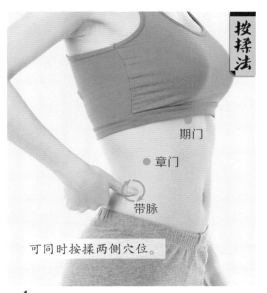

按揉法

期门

章门

带脉

可同时按揉两侧穴位。

4 用拇指指腹分别按揉章门、期门各1分钟，按揉带脉2分钟。

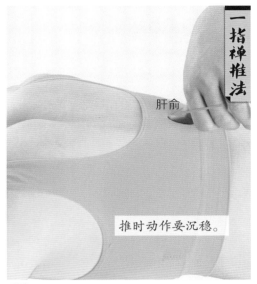

一指禅推法

肝俞

推时动作要沉稳。

5 患者俯卧，操作者用一指禅推法推脊柱两旁，重点在肝俞、脾俞、肾俞，每穴1~2分钟。

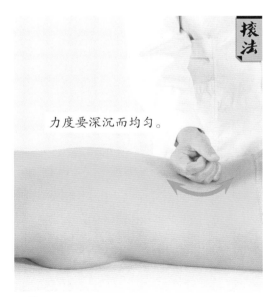

㨰法

力度要深沉而均匀。

6 患者俯卧，操作者施㨰法于腰骶部1~2分钟。

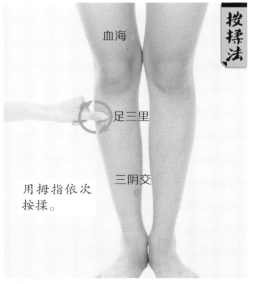

按揉法

血海

足三里

三阴交

用拇指依次按揉。

7 操作者用拇指指腹分别按揉血海、足三里、三阴交，每穴约2分钟，以有酸胀感为宜。

产后缺乳

产后缺乳多因身体虚弱、气血生化之源不足而引起。推拿按摩治疗应以调补气血，通经解郁为主。

产后缺乳常见证型分类

证型	病因	症状	治疗原则
气血虚弱型	素体气血虚弱，复因产时失血耗气，气血亏虚，或脾胃虚弱，气血生化不足，以致气血虚弱无以化乳，则产后乳汁甚少或全无	产后乳少，甚至全无，乳汁清稀，乳房柔软，无胀满感，神倦食少，面色无华，舌淡，苔少，脉细弱	补气养血，通乳
肝郁气滞型	素性抑郁，或产后七情所伤，肝失调达，气机不畅，气血失调，以致经脉涩滞，阻碍乳汁运行，因而缺乳	产后乳汁涩少，浓稠，或乳汁不下，乳房硬胀疼痛，情志抑郁，胸胁胀闷，食欲不振，或身有微热，舌正常，苔薄黄，脉弦细或弦数	疏肝解郁，通乳

基本推拿手法

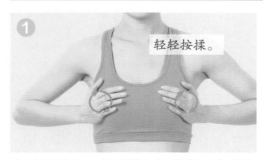

轻轻按揉。

1. 患者站立，用手掌轻轻地揉、摩乳房及周围的乳根、天溪、食窦、屋翳、膻中，每穴1~2分钟。

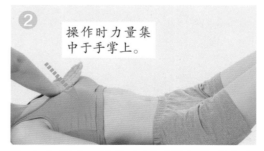

操作时力量集中于手掌上。

2. 患者仰卧，操作者用手掌轻按乳房上部或两侧，施以振法1~2分钟。

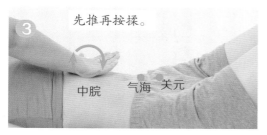

3. 用双手从璇玑沿任脉分推至中脘 5 次，再用手掌按揉中脘、气海、关元各 3 分钟。

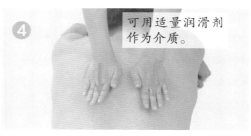

4. 患者俯卧，操作者用掌根分推法从双侧肺俞沿膀胱经推至腰骶部 5 次。

气血虚弱型加一指禅推肝俞等穴，点按血海等穴

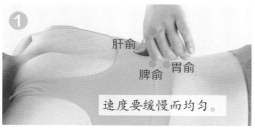

1. 用一指禅推法推肝俞、脾俞、胃俞，然后在膀胱经两侧施用拍法进行操作。

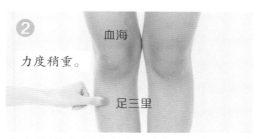

2. 用拇指指腹点按足三里、血海 1~3 分钟，以有酸、麻、胀感觉为宜。

肝郁气滞型加搓两胁，拿肩井

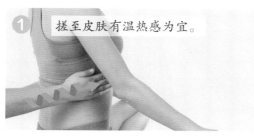

1. 把双手掌面放于两腋下，用搓法搓两胁，连续操作 3~5 次。

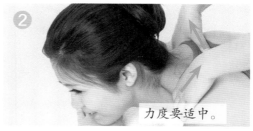

2. 患者俯卧，操作者用双手提拿肩井 3~5 次。

急性乳腺炎

急性乳腺炎是乳腺的急性化脓性感染，是乳腺管内和周围结缔组织炎症。主要症状为发热、寒战，乳房红、肿、热、痛，局部有肿块。可累及浅表淋巴管病变，导致疼痛、化脓，影响哺乳，对日常生活造成不便。

推拿要点

推拿时间
每种手法操作 1~3 分钟。

治疗原则
疏肝清热，通乳消肿。

注意事项
经常用温水、肥皂水清洗乳头，保持乳头清洁；定时哺乳，防止乳汁潴留；及时医治乳头破损，待伤口愈合后再进行哺乳。

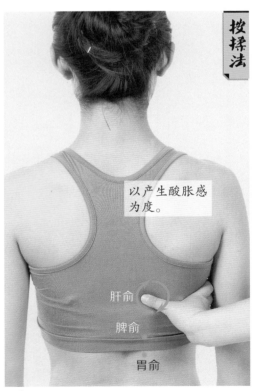

按揉法

以产生酸胀感为度。

肝俞
脾俞
胃俞

1 操作者在患者身后，用按揉法操作于其背部两侧膀胱经，往返 5 次，重点在肝俞、脾俞、胃俞操作。

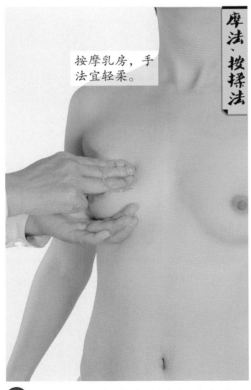

摩法、按揉法

按摩乳房，手法宜轻柔。

2 患者正坐，操作者用掌根施摩法、三指施揉法于患乳部 1~3 分钟，然后用手指按揉中脘、天枢、气海。

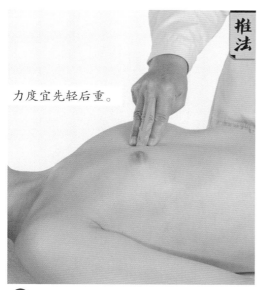

力度宜先轻后重。

推法

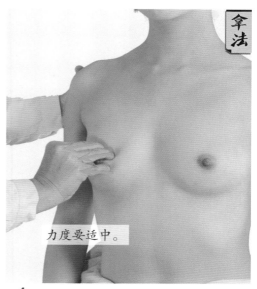

力度要适中。

拿法

3 患者仰卧，操作者以三指掌面先后从患者腋下、锁骨下、胸骨旁和肋缘上紧贴皮肤推抹至乳晕部。推抹力度先轻后重，每个方向重复 5~7 次，推抹时可见乳汁流出。

4 患者正坐，操作者以五指指尖作聚拢状，使乳头稍翘起，用手指指腹松弛地抓住乳晕乳头部，反复拿起 8~10 次，此时随乳汁可排出凝结的粒样堵塞物。

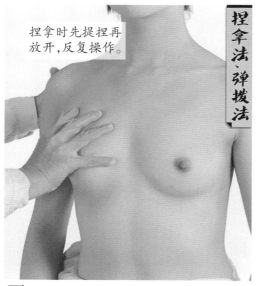

捏拿时先提捏再放开，反复操作。

捏拿法、弹拨法

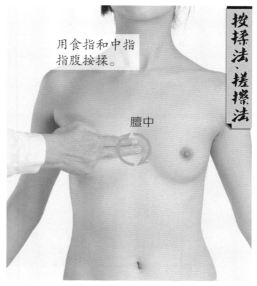

用食指和中指指腹按揉。

膻中

按揉法、搓擦法

5 患者正坐，操作者用五指捏拿胸大肌和背阔肌，且用力弹拨肌腱各 3 次。

6 患者正坐，操作者用食指和中指指腹按揉膻中 1 分钟，双手搓擦患者两胁肋部 3~5 分钟。

乳腺增生

乳腺增生推拿视频

乳腺增生是指乳腺上皮和纤维组织增生，乳腺组织导管和乳小叶在结构上的退行性病变及进行性结缔组织的生长，其发病原因主要是由于内分泌激素失调。乳腺增生是女性常见的乳房疾病，应提前预防。

乳腺增生常见证型分类

证型	病因	症状	治疗原则
肝郁痰凝型	平素情志抑郁，气滞不舒，气血郁结于乳络，不通则痛，从而引起乳房疼痛；肝气犯胃，脾失健运，导致气滞血瘀夹痰结聚而成乳中结块	一侧或两侧乳腺出现肿块和疼痛，肿块和疼痛与月经周期有关，肿块较小，发展缓慢，不红不热，推之可移，经前加重，行经后减轻，伴情志不畅，心烦易怒，失眠多梦，胸闷嗳气，胸胁胀痛，舌质淡，苔薄白，脉细弦	疏肝解郁，散结止痛
冲任失调型	肾气不足，冲任失调，气血瘀滞，积聚于乳房，引起乳房疼痛而结块	一侧或两侧乳腺出现肿块和疼痛，肿块较大，坚实较硬，重坠不适，常伴有月经不调，前后不定期，经量减少，色淡，或闭经，伴怕冷，腰膝酸软，神疲乏力，耳鸣，舌质淡胖，苔薄白，脉濡细	调理冲任，散结止痛

基本推拿手法

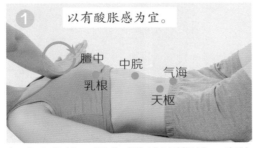

① 以有酸胀感为宜。

膻中　中脘　气海
乳根　　天枢

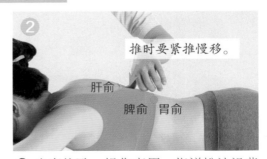

② 推时要紧推慢移。

肝俞
脾俞　胃俞

1. 患者仰卧，操作者轻轻用揉法、摩法施于乳房及周围的乳根、膻中，再按揉中脘、天枢、气海各 1~2 分钟。接着顺时针用揉法、摩法施于胃部及腹部各 3~5 分钟。

2. 患者俯卧，操作者用一指禅推法沿背部膀胱经反复操作，然后用拇指指腹重点按揉肝俞、脾俞、胃俞各 2 分钟，以感觉酸胀为度。

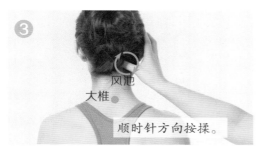

3. 患者正坐，操作者先按揉风池，再沿颈部向下到大椎，往返按揉 30 遍。

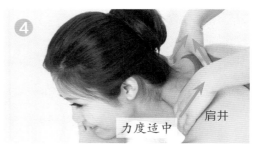

4. 患者俯卧，操作者用拇指和其余四指相对拿揉肩井 3~5 分钟。

肝郁痰凝型加揉阴陵泉、蠡沟

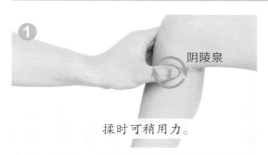

1. 患者正坐，操作者用拇指指腹揉阴陵泉 1~3 分钟。

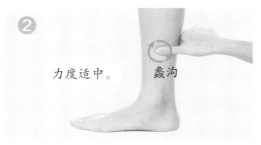

2. 患者正坐，操作者用拇指指腹揉蠡沟 1~3 分钟，以有酸胀感为宜。

冲任失调型加按揉肾俞、丰隆等穴，擦腰骶部

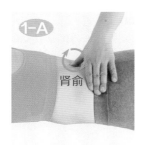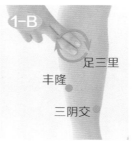

1. 先用拇指按揉肾俞，再用食指和中指指腹按揉丰隆、足三里、三阴交各 1~2 分钟。

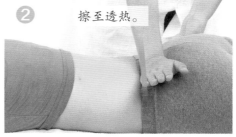

2. 患者俯卧，操作者站其一侧，用手掌横擦腰骶部 1~2 分钟，以透热为度。

男性做推拿，远离疾病身体壮

前列腺炎

前列腺炎推拿视频

前列腺炎，属中医白浊范畴，是中老年男性常见病。主要是湿热下注，结聚会阴所致。与过度饮酒、会阴部损伤、急性尿道炎有关。

推拿要点

推拿时间
每个部位操作 5~10 分钟。

治疗原则
补肾益气，健脾化湿；理气活血，清热化湿。

注意事项
温水坐浴，每次 20 分钟，每天 2 次，有助于缓解症状。

用拇指指腹按揉，力度由轻渐重。

中极　关元　气海

按揉法

1 患者仰卧，操作者在其一侧用掌根或拇指指腹分别按揉气海、关元、中极各 5~10 分钟。

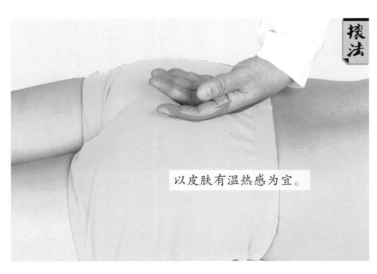

以皮肤有温热感为宜。

擦法

2 患者俯卧，操作者在患者腰骶部施擦法，操作 5~10 分钟。

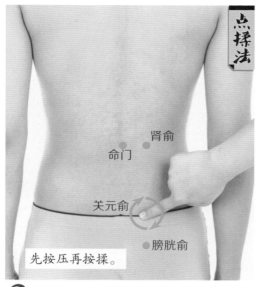

点揉法

肾俞
命门
关元俞
膀胱俞

先按压再按揉。

3 患者站立，操作者用拇指或食指指腹分别对肾俞、命门、关元俞、膀胱俞进行点揉，操作5~10分钟，以有酸胀感为度。

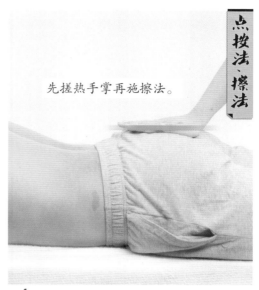

点按法、擦法

先搓热手掌再施擦法。

4 患者俯卧，操作者用拇指指腹点按八髎50次，并用手掌擦之，以透热为度。

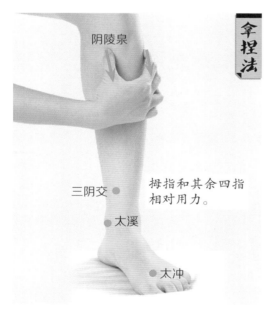

拿捏法

阴陵泉

三阴交
太溪
太冲

拇指和其余四指相对用力。

5 患者站立，操作者用拇指和食指分别拿捏阴陵泉、三阴交、太溪、太冲、大敦各30~50次。

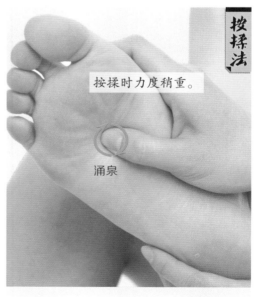

按揉法

按揉时力度稍重。

涌泉

6 取坐位，用拇指指腹按揉涌泉100~200次，以有酸胀感为宜。

阳痿

阳痿推拿视频

阳痿是指成年男子性交时阴茎萎软不举，或举而不坚，或坚而不久，无法进行正常性生活的一种病症。本病的外在原因主要有劳伤久病，饮食不节，七情所伤，外邪侵袭。基本病机为脏腑受损、阴阳失调、气血不畅或经络阻滞，导致宗筋失养。

推拿要点

推拿时间
每个部位操作 2~5 分钟。

治疗原则
益肾壮阳。

注意事项
消除思想负担，培养广泛的兴趣爱好，经常参加社交活动。

1 患者仰卧，操作者用掌根按揉神阙（脐中），以脐下有温热感为度，手法宜柔和深沉，时间 2~5 分钟。

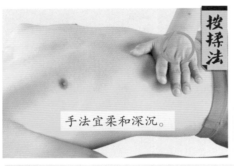
按揉法
手法宜柔和深沉。

揉法

以产生酸胀感为度。

气海 关元 中极

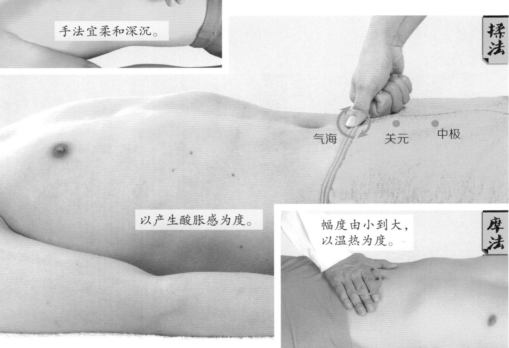
摩法
幅度由小到大，以温热为度。

2 患者仰卧，操作者用拇指揉气海、关元、中极，每穴 2 分钟左右。再在气海、关元处用掌揉法操作 3~5 分钟。

3 患者仰卧，操作者用掌摩法摩小腹部，压力由轻至重，幅度由小至大，以温热为度。

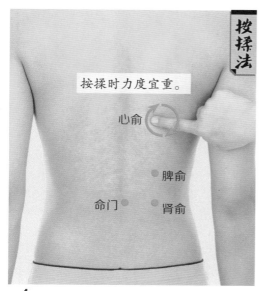

按揉法

按揉时力度宜重。

心俞

脾俞

命门　肾俞

4 患者站立，操作者用拇指或食指按揉背部的心俞、脾俞、肾俞、命门和下肢足太阴脾经的三阴交，手法宜柔和而深沉，每穴反复操作约2分钟，以患者自觉小腹有温热感为度。

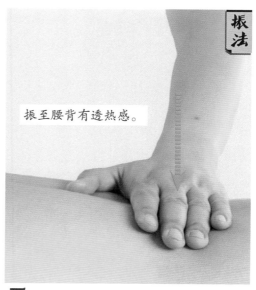

振法

振至腰背有透热感。

5 患者俯卧，操作者立于一侧，振患者腰背部及骶部，使其有温热感。

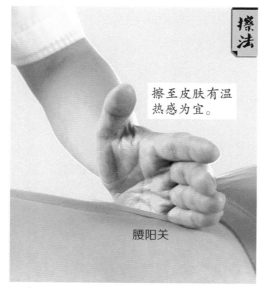

擦法

擦至皮肤有温热感为宜。

腰阳关

6 患者俯卧，操作者立于一侧，用手掌小鱼际擦腰阳关，以透热为度。

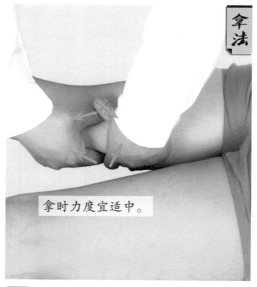

拿法

拿时力度宜适中。

7 患者俯卧，操作者用拿法拿患者大腿内侧肌肉2分钟。

早泄

早泄推拿视频

早泄是指男子房事时过早射精而影响正常性生活的一种病症，是男子性功能障碍的常见病症，多与遗精、阳痿相伴出现。其病因多由情志内伤、湿热侵袭、纵欲过度、久病体虚所致。

推拿要点

推拿时间
每个部位操作 3~5 分钟。

治疗原则
滋阴降火，温肾填精，补益心脾，固涩止遗。

注意事项
要积极参加户外体育锻炼，以提高身体素质。

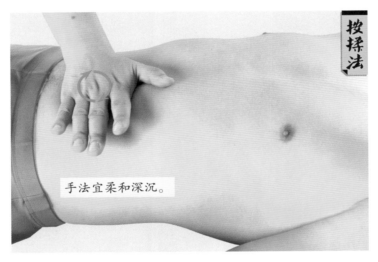

按揉法

手法宜柔和深沉。

1 患者仰卧，操作者用掌根按揉神阙（脐中），以脐下有温热感为度，手法宜柔和深沉，时间为 3~5 分钟。

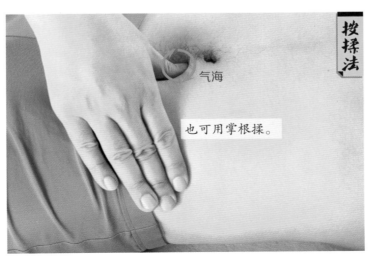

按揉法

气海

也可用掌根揉。

2 患者仰卧，操作者用拇指指腹按揉气海、关元、中极，每穴 1 分钟。再在气海、关元处用掌根按揉法操作 3~5 分钟。

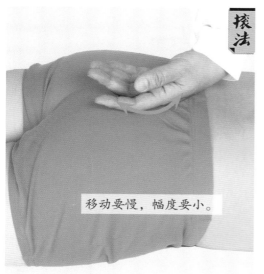

摖法

移动要慢，幅度要小。

3 患者俯卧，操作者用摖法在其腰骶部操作 3~5 分钟。

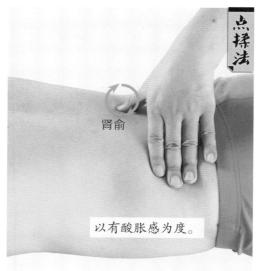

点揉法

肾俞

以有酸胀感为度。

4 患者俯卧，操作者用拇指点揉肾俞 3~5 分钟，以有酸胀感为度。

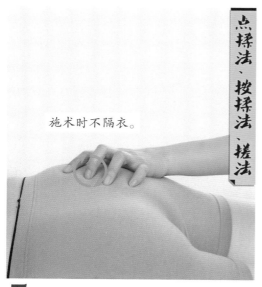

点揉法、按揉法、搓法

施术时不隔衣。

5 患者俯卧，操作者点揉八髎并加按揉 3~5 分钟，再用搓法施于腰背部，以透热为度。

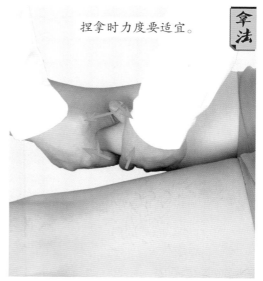

捏拿时力度要适宜。

拿法

6 患者仰卧，操作者用拿法施于患者大腿内侧肌肉 2 分钟。

遗精

遗精推拿视频

遗精就是指男子在没有性交或手淫情况下的射精。男子在青春期出现遗精属正常现象。但次数过多则是病理现象，常与神经衰弱、生殖系统有炎症有关。

推拿要点	
推拿时间 每个部位操作 3~5 分钟。	
治疗原则 益肾固精。	
注意事项 坚持体育锻炼，增强体质；讲究卫生，养成良好的生活习惯。	

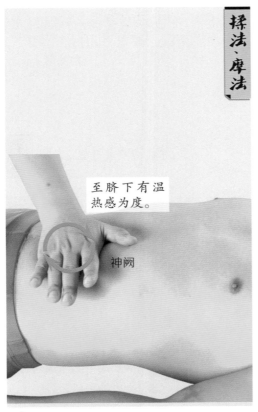

揉法、摩法

至脐下有温热感为度。

神阙

1 患者仰卧，操作者先用掌根揉神阙，以患者自觉脐下有温热感为度；再用掌摩法摩小腹部，约 5 分钟。

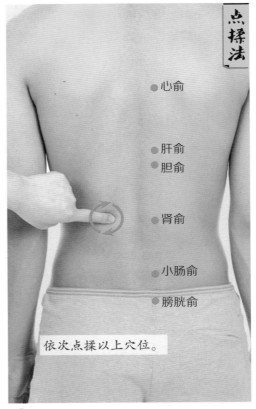

点揉法

●心俞

●肝俞
●胆俞

●肾俞

●小肠俞

●膀胱俞

依次点揉以上穴位。

2 操作者用拇指或食指指腹分别点揉心俞、肝俞、胆俞、肾俞、小肠俞、膀胱俞，约 5 分钟。

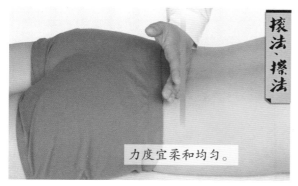

揉法、擦法

力度宜柔和均匀。

3 患者俯卧，操作者用揉法在患者腰骶部治疗，约 3 分钟；再用擦法横擦命门、肾俞、腰阳关以及腰骶部，以透热为度。

点按法

由轻渐重，逐渐用力。

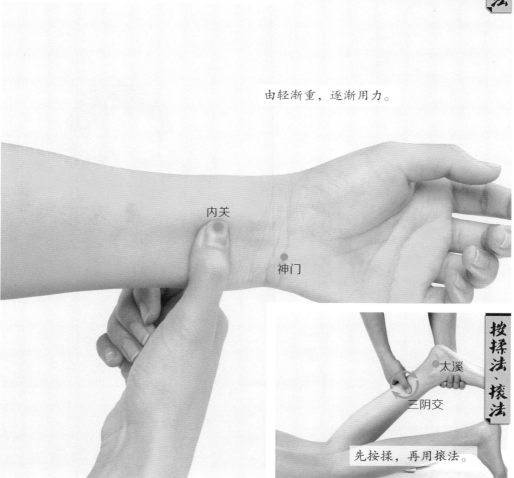

内关

神门

按揉法、揉法

太溪

三阴交

先按揉，再用揉法。

4 用拇指指腹点按上肢内关、神门，力度由轻至重，逐渐用力。

5 患者俯卧，操作者用拇指指腹按揉三阴交、太溪各 1~2 分钟；再用揉法在下肢内侧进行操作，时间为 3~5 分钟。

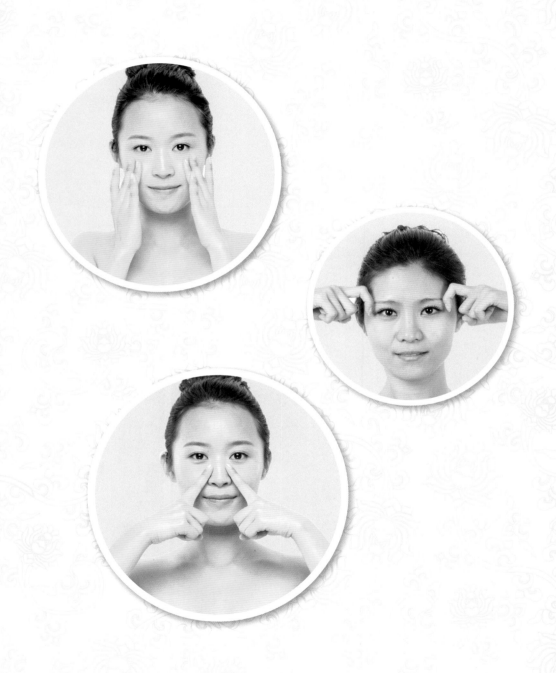

第五章
日常保健，这样推拿很有效

推拿不仅可以缓解疾病，还有养生保健功效。因为推拿可以改善全身血液循环状态，缓解疲劳，清神醒脑，还可以美容美体。每天坚持推拿，能增强抵抗力，少生病，保健康。

注：由于图片角度的原因，文中部分图片中未标出全部穴位，可参见第一章的推拿常用穴位。

全身推拿保健
头部推拿保健

推拿要点

推拿时间
每个部位操作2分钟左右。

治疗原则
疏通经脉，镇静安神。

注意事项
平时注意休息，作息规律，有益于精力充沛，头脑清醒。

中医学认为，头是"清净之府"，五脏六腑精华之血、清阳之气，皆上注于头。头又容易被邪气侵袭，当人感受各种内外邪，或完成紧张工作之余，都可能会出现头痛、疲乏、失眠、嗜睡等症状。因此，古今中外的养生保健方法，都很重视头部的保健，而头部推拿是对头进行保健的良好方法。

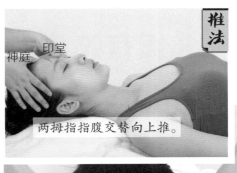

推法

神庭　印堂

两拇指指腹交替向上推。

1 患者仰卧，操作者位于其右侧或后头顶侧，用双手拇指指腹交替推印堂至神庭30~50次，力度宜适中。

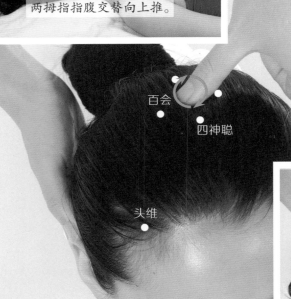

百会

四神聪

头维

按揉法

经常按揉可宁神醒脑。

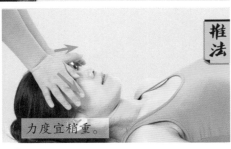

推法

力度宜稍重。

2 患者正坐，操作者用拇指指腹按揉百会、四神聪、头维，各30~50次。

3 患者仰卧，操作者用两手大鱼际施推法自前额推向两侧太阳，然后推耳后高骨，最后到风池，各操作3~5遍。

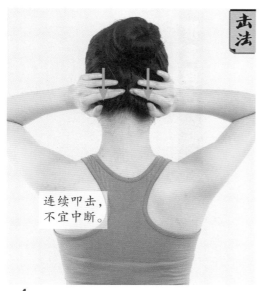

击法

连续叩击，
不宜中断。

4 双手分别按于两耳上，掌根向前，
五指向后，以食指、中指、无名指
叩击枕部 3 次，双手掌骤离耳部 1 次，
如此重复 9 次。

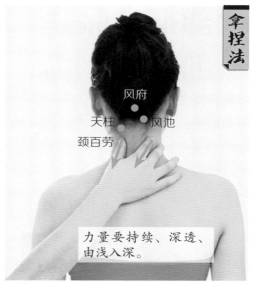

拿捏法

风府

天柱　风池

颈百劳

力量要持续、深透、
由浅入深。

5 患者站立或正坐，操作者用力拿捏
天柱、风池、风府、颈百劳 10~20 次，
使局部有强烈的胀痛感为宜。

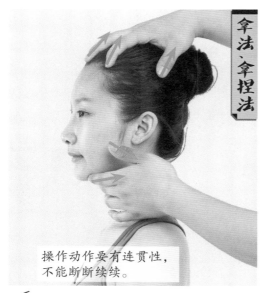

拿法、拿捏法

操作动作要有连贯性，
不能断断续续。

6 患者站立，操作者由前向后用五指
拿头顶，至后头部改为三指拿，顺
势从上向下拿捏项肌 3~5 次。

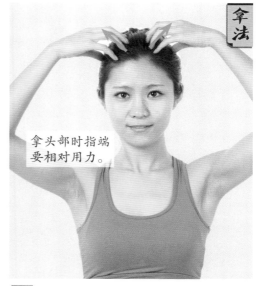

拿法

拿头部时指端
要相对用力。

7 患者站立，两手五指沿耳上向两边
头侧部施拿法操作 3~5 遍。

眼部推拿保健

眼睛是心灵的窗户，如果眼睛有问题会给生活带来不便。眼部推拿保健能够让我们的眼睛保持一个良好的状态，通过对眼部周围穴位的按摩，产生疏通经络、调和气血、消除眼肌疲劳等作用，从而达到保护视力和预防近视的目的。

推拿要点

推拿时间
每个部位操作 1 分钟左右。

治疗原则
通经活络，明目。

注意事项
每天早晚各做 1 次眼保健操，也可在眼睛疲劳时做。

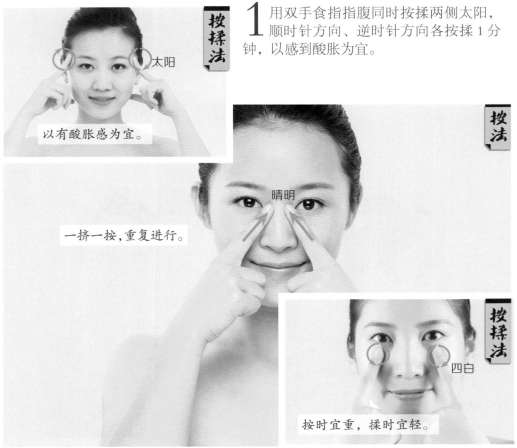

1 用双手食指指腹同时按揉两侧太阳，顺时针方向、逆时针方向各按揉 1 分钟，以感到酸胀为宜。

按揉法

太阳

以有酸胀感为宜。

揉法

睛明

一挤一按，重复进行。

按揉法

四白

按时宜重，揉时宜轻。

2 用食指指腹按睛明，先向下按，然后向上挤，一挤一按，重复进行，以感觉到酸胀为宜。

3 用双手食指指腹分别按于四白，持续按揉，以有酸胀感为宜。

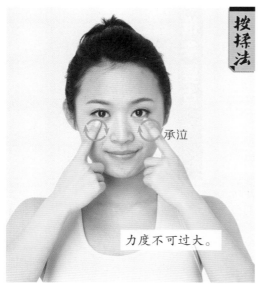

按揉法

承泣

力度不可过大。

4 用双手食指指腹抵住承泣，轻轻地按揉，注意力度不可过大，以免损伤皮肤。

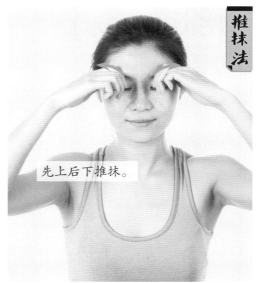

推抹法

先上后下推抹。

5 把双手食指屈成弓状，用内侧面紧贴上眼眶，自内而外，先上后下对眼眶进行推抹操作，重复进行，以有酸胀感为宜。

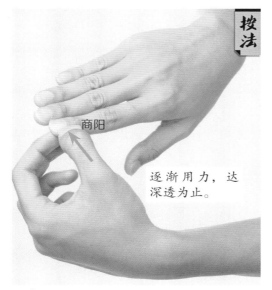

按法

商阳

逐渐用力，达深透为止。

6 用拇指指尖按压商阳1分钟，以有酸胀感为度。

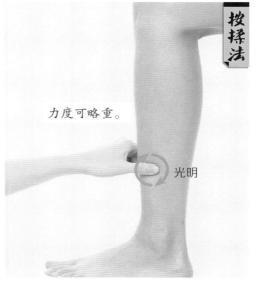

按揉法

力度可略重。

光明

7 用拇指指腹按揉光明1分钟，以有酸胀感为宜。

面部推拿保健

在生活中，许多人都很注重对面部皮肤的保养，除了使用护肤品，坚持面部按摩也是保养面部皮肤的一个好方法。经常按摩面部可以有效地促进血液循环，让肌肤红润、有光泽，延缓面部皱纹出现，保持年轻态。下面就为大家介绍面部按摩保健的一些基本手法。

推拿要点

推拿时间
每个部位操作1分钟左右。

治疗原则
行气活血，养颜美容。

注意事项
按摩前先搓热双掌，手法不宜过重。

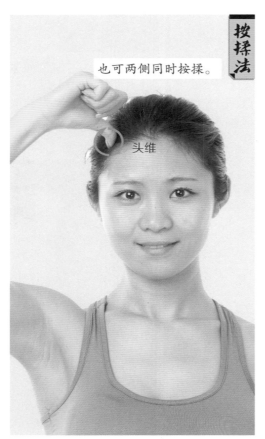

按揉法

也可两侧同时按揉。

头维

1 每天用拇指指腹按揉头维1~3分钟，有助于消除眼角皱纹。

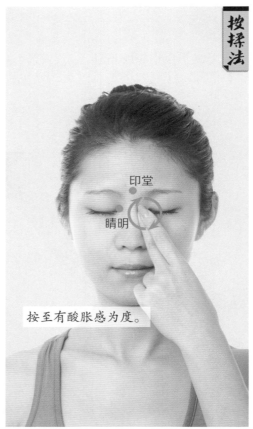

按揉法

印堂

睛明

按至有酸胀感为度。

2 将食指叠加在中指上，每天按揉印堂、睛明各1分钟，可预防额头及眼周皱纹。

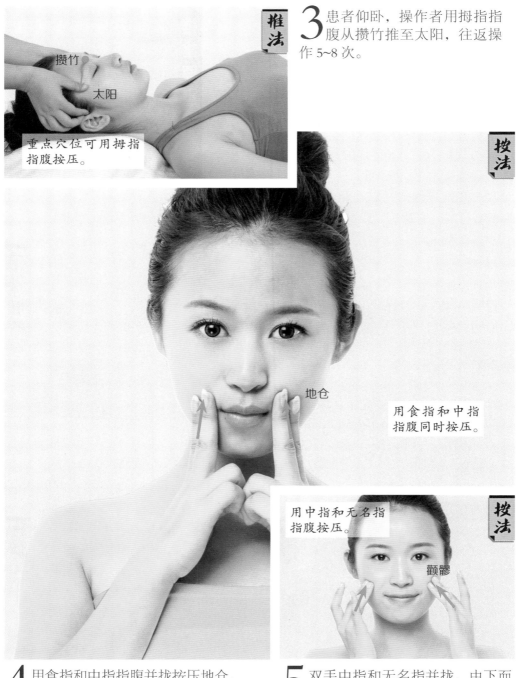

推法

攒竹

太阳

重点穴位可用拇指指腹按压。

3 患者仰卧，操作者用拇指指腹从攒竹推至太阳，往返操作 5~8 次。

揉法

地仓

用食指和中指指腹同时按压。

揉法

用中指和无名指指腹按压。

颧髎

4 用食指和中指指腹并拢按压地仓，有助于防止口周皱纹。

5 双手中指和无名指并拢，由下而上轻轻按压颧髎 5~8 次，能使面部气血调和、滋润、有光泽。

胸腹部推拿保健

五脏坚才能气血旺，气血旺才能身体强。人体的一切新陈代谢都离不开五脏六腑，可以说内脏的正常工作是身体健康的重要基石。可是这些脏腑都深藏在皮肤、肌肉以及骨骼围成的胸腔和腹腔里面，我们怎样才能照顾到它们呢？其实，对胸腹部做一些推拿保健，就是保护五脏有效且简单易行的好方法。

推拿要点	
推拿时间	每个部位操作 3~5 分钟。
治疗原则	行气宽中，通调气机。
注意事项	推拿时可裸露上身，效果更好；推拿后要注意保暖。

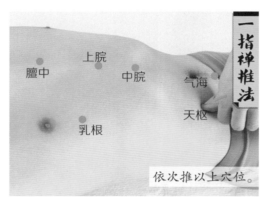

一指禅推法

膻中　上脘　中脘　气海　天枢　乳根

依次推以上穴位。

1 患者仰卧，操作者用一指禅推法分别推膻中、乳根、上脘、中脘、天枢、气海，每穴各 3 分钟，以有酸胀感为度。

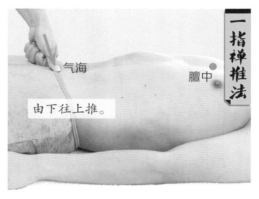

一指禅推法

气海　膻中

由下往上推。

2 患者仰卧，操作者用一指禅推法从气海推至膻中，往返操作 2~3 次。

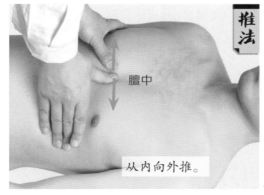

推法

膻中

从内向外推。

3 患者仰卧，操作者用分推法从膻中推到两乳头部，操作 1~2 分钟。

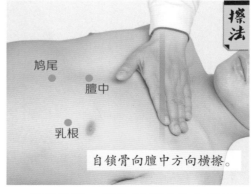

擦法

鸠尾　膻中　乳根

自锁骨向膻中方向横擦。

4 患者仰卧，操作者用手掌自锁骨下横擦，逐渐下降至膻中、乳根、鸠尾。

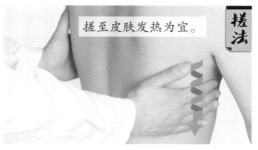

搓法

搓至皮肤发热为宜。

5 患者正坐，操作者立其后，用两掌从左右两侧搓胁肋部，力度由轻到重。

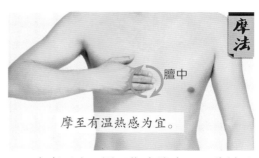

摩法

膻中

摩至有温热感为宜。

6 患者正坐，用三指摩膻中 1~3 分钟。

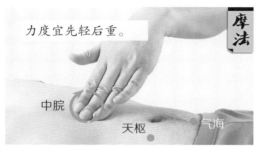

摩法

力度宜先轻后重。

中脘

天枢

气海

7 患者仰卧，操作者用三指摩或掌摩中脘、天枢、气海，每穴 3~5 分钟。

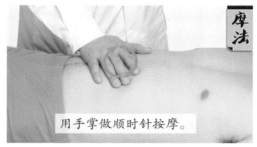

摩法

用手掌做顺时针按摩。

8 患者仰卧，操作者用手掌摩腹 5 分钟。

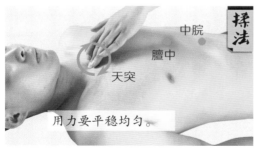

揉法

中脘

膻中

天突

用力要平稳均匀。

9 患者仰卧，操作者用中指指腹揉天突、膻中、中脘、神阙。

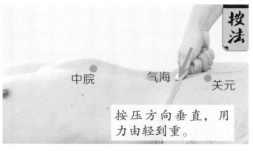

按法

中脘

气海

关元

按压方向垂直，用力由轻到重。

10 患者仰卧，操作者用拇指按中脘、气海、关元。

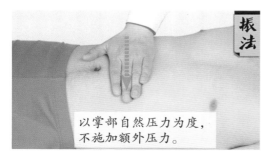

振法

以掌部自然压力为度，不施加额外压力。

11 患者仰卧，操作者用单手掌着力于胸腹部，力量集中于指端和手掌心，前臂和手部的肌肉强烈地收缩，使手臂发出快速而强烈的震颤，并使之通过指端或手掌心传递到操作部位。

腰背部推拿保健

许多成年人有过腰背痛的体验，尤其是长期对着电脑的上班族。那么，在生活中应该怎样做好腰背部的保健工作呢？下面就为大家介绍一些关于腰背部的推拿手法。

推拿要点

推拿时间
每个部位操作 3~5 分钟。

治疗原则
理筋整复，通经活络。

注意事项
推拿不要过度用力，以免造成皮肤破损。

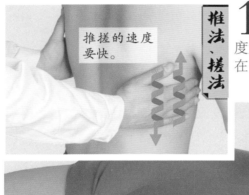

推搓的速度要快。

推法、搓法

1 双手掌擦热，置于腰部，对腰部进行上下快速的推搓，使热量透达到深层组织。速度宜快，尽量将往返的距离拉长，时间宜保持在 3~5 分钟。

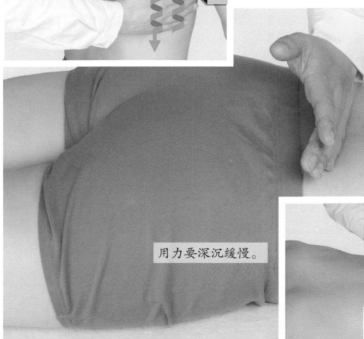

擦法

用力要深沉缓慢。

2 用手掌小鱼际横擦腰骶部，用力要深沉，使热量透达至组织深处，时间大约控制在 3 分钟。

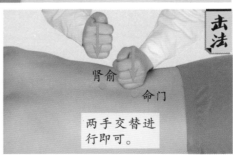

击法

肾俞

命门

两手交替进行即可。

3 两手半握拳，用拳眼处对肾俞、命门进行轻轻叩击，用力要轻，左右手交替进行。

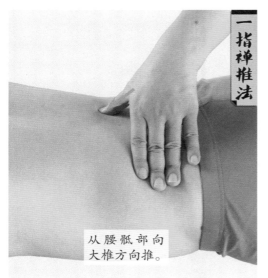

一指禅推法

从腰骶部向
大椎方向推。

4 患者俯卧，操作者用一指禅推法施术于腰骶部位，从腰骶部推至大椎。

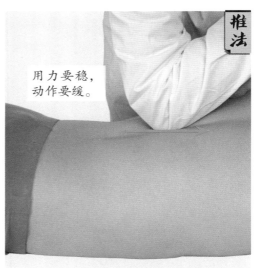

推法

用力要稳，
动作要缓。

5 患者俯卧，操作者用肘推法，施术于夹脊。

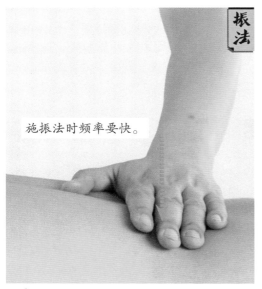

振法

施振法时频率要快。

6 患者俯卧，操作者用掌面着力，掌振命门、腰阳关，以透热为度。

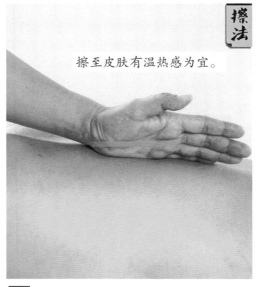

擦法

擦至皮肤有温热感为宜。

7 患者俯卧，操作者用小鱼际直擦两侧膀胱经、督脉。

四肢推拿保健

四肢是人体运动的重要器官，机体生命力的旺盛与否，与手足的功能强弱密切相关。一般而言，四肢发达，手脚灵活，则人体的生命力旺盛；若四肢羸弱，手足行动迟缓，则说明生命力低下。故强身保健应重视四肢手足的推拿保健。

推拿要点

推拿时间
每个部位操作 3~5 分钟。

治疗原则
通经活络，滑利关节。

注意事项
对于劳动后疲乏，肢体酸痛有很好的缓解保健效果。

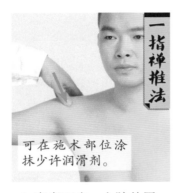

一指禅推法

可在施术部位涂抹少许润滑剂。

1 患者正坐，上肢外展，操作者用一指禅推法操作于肩部周围 3~5 分钟。

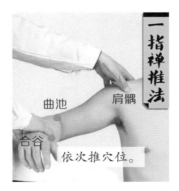

一指禅推法

曲池　肩髃

合谷　依次推穴位。

2 用拇指指腹施一指禅推法自肩髃、曲池、手三里到合谷，往返操作 2~3 次。

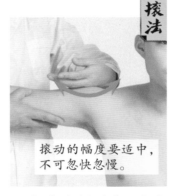

㨰法

㨰动的幅度要适中，不可忽快忽慢。

3 操作者用手背㨰患者肩关节前侧，配合肩关节内旋、外旋运动。

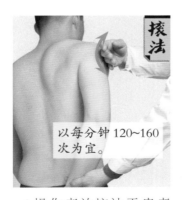

㨰法

以每分钟 120~160 次为宜。

4 操作者施㨰法于患者肩部后侧，配合肩关节后伸、内旋运动。往返操作 2~3 次。

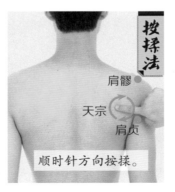

按揉法

肩髎
天宗
肩贞

顺时针方向按揉。

5 用食指指腹按揉肩髎、肩贞、天宗，以有酸胀感为宜。

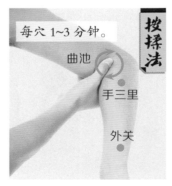

按揉法

每穴 1~3 分钟。

曲池
手三里
外关

6 用拇指指腹依次按揉曲池、手三里、小海、外关。

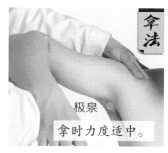

拿法

极泉

拿时力度适中。

7 用拇指和其他四指相对拿肩关节、极泉、少海，摇肩关节。

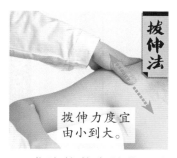

拔伸法

拔伸力度宜由小到大。

8 依次拔伸肩关节、腕关节、指间关节。

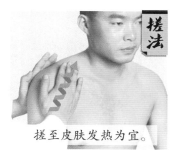

搓法

搓至皮肤发热为宜。

9 用双手掌相对搓肩关节和上肢 2~3 次。

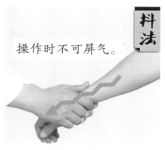

抖法

操作时不可屏气。

10 用双手握住患者一只手，抖上肢，幅度由小到大。

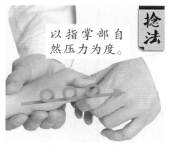

捻法

以指掌部自然压力为度。

11 用拇指和食指相对捻指间关节。

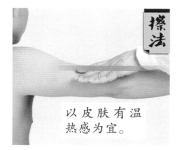

擦法

以皮肤有温热感为宜。

12 用手掌擦肩关节、肘关节、腕关节。

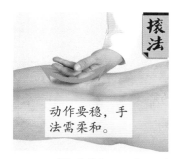

滚法

动作要稳，手法需柔和。

13 用手背沿环跳、委中、承山施滚法操作 5~10 遍。自腹股沟、内收肌、股四头肌、膝关节、小腿前外侧、踝关节、足背部左右各往返操作 2~3 遍。

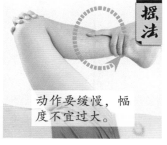

摇法

动作要缓慢，幅度不宜过大。

14 患者仰卧，膝部屈曲约 90°，操作者用一只手抱住患者膝关节，另一只手握住脚踝，摇髋关节、膝关节、踝关节。

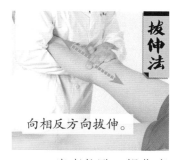

拔伸法

向相反方向拔伸。

15 患者仰卧，操作者托起小腿部，拔伸髋关节、膝关节、踝关节。

脏腑推拿保健

宽胸理气法

通过对胸腹部进行推拿，可以达到宽胸理气的功效，胸部气机通畅，则心肺功能就能正常发挥。因此，胸闷、气喘、心悸、咳嗽等由积气导致的病症都可以通过宽胸理气法进行预防和治疗。

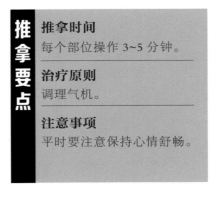

推拿要点

推拿时间
每个部位操作 3~5 分钟。

治疗原则
调理气机。

注意事项
平时要注意保持心情舒畅。

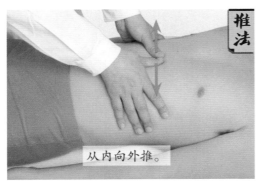

从内向外推。

1 用两手拇指和大鱼际从胸骨正中的任脉向胸部两侧分推，上方可推至锁骨。

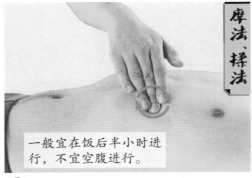

一般宜在饭后半小时进行，不宜空腹进行。

2 用全掌或四指先摩胸部，后揉胸部。四指揉胸部时，主要揉胸大肌、胸小肌。

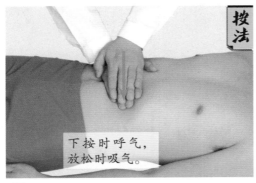

下按时呼气，放松时吸气。

3 用双掌叠按于胸骨的下部，配合呼吸，施以缓慢的掌按法。下按时呼气，放松时吸气，注意双掌不要离开皮肤。

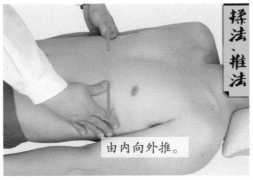

由内向外推。

4 用四指指腹从肋间隙的内侧向外侧揉动，然后施以肋间隙从内向外的指腹推法。

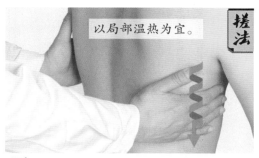

搓法

以局部温热为宜。

5 患者站立，操作者站其身后，用双掌在胁肋部施以搓法，以局部温热为宜。

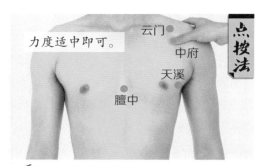

点按法

力度适中即可。

云门　中府　天溪　膻中

6 用拇指指腹点按膻中、天溪、中府、云门，每穴 3~5 分钟。

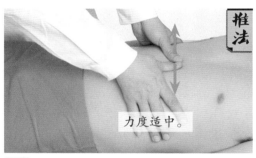

推法

力度适中。

7 用双手大鱼际和拇指从中央任脉沿肋弓向两旁分推数次，然后逐渐向下腹移动，以上脘、中脘、神阙为中心向两旁分推。

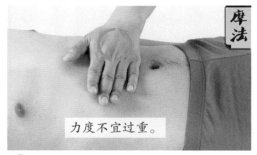

摩法

力度不宜过重。

8 用掌摩法，从脐部起始，逐渐按肠蠕动方向摩动，力度不宜过重，速度宜缓，时间稍长。

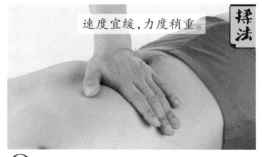

揉法

速度宜缓，力度稍重。

9 用掌揉法揉腹部，速度宜缓，力度稍重，可触及胃肠，方向与摩法相同，每个部位揉动 10 次再转至下一个部位。

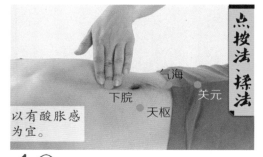

点按法、揉法

气海　关元　下脘　天枢

以有酸胀感为宜。

10 用食指、中指、无名指三指并拢点按下脘、天枢、气海、关元、水道，疏通腹部气机。如发现腹部压痛点，可在局部用指揉法轻轻按揉，时间宜长。

健胃法

中医认为，脾胃是后天之本，是气血生化之源。如果饮食过量或者吃了不易消化的食物，容易加重胃肠的负担，影响正常的消化功能。因此，饭后做一些按摩，有益于胃肠道的正常运转，帮助消化。

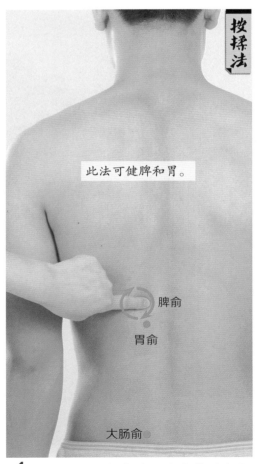

此法可健脾和胃。

脾俞

胃俞

大肠俞

按揉法

1 患者站立，操作者用食指指腹按揉脾俞、胃俞、大肠俞，可增强肠胃消化功能。

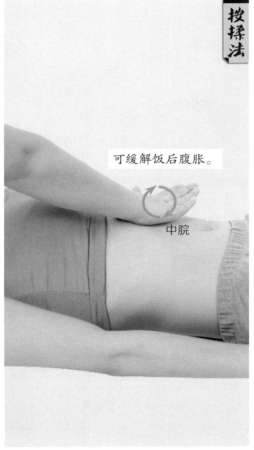

可缓解饭后腹胀。

中脘

按揉法

2 患者仰卧，操作者用手掌按揉中脘，力度适中，以顺时针方向按揉，持续 3 分钟，可缓解饭后腹胀。

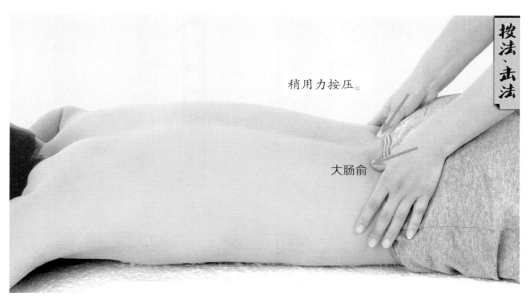

稍用力按压。

大肠俞

按法、击法

3 患者俯卧，操作者用两手拇指指腹分别按压两侧大肠俞各 20 次；或双手握拳，分别轻轻叩击大肠俞，每侧各 20 次。

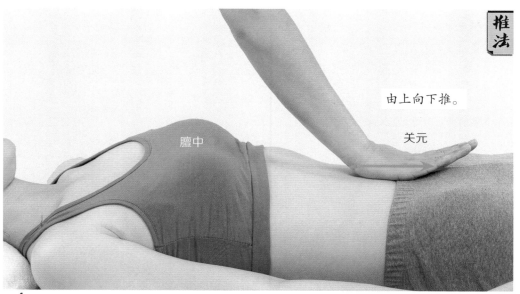

由上向下推。

膻中

关元

推法

4 患者仰卧，操作者用掌根置于膻中，自上而下，稍用力推至关元处，操作 3~6 次。

宁心安神法

现代社会，由于人们生活和工作压力较大，常常会受到失眠、烦躁的困扰，其实可以通过一些推拿手法来缓解这些症状。下面介绍一些宁心安神的推拿手法，经常跟着做，有助于保持身心健康。

推拿要点	
推拿时间	每个部位操作 3 分钟左右。
治疗原则	宁心安神。
注意事项	要保持精神乐观，情绪稳定。

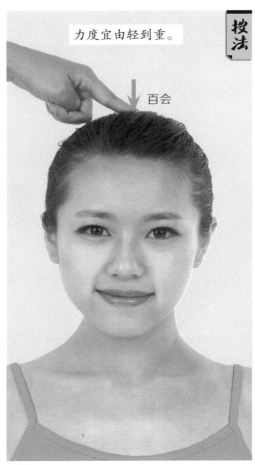

按法

力度宜由轻到重。

百会

1 患者正坐，操作者用食指指腹按压百会，力度宜由轻到重。

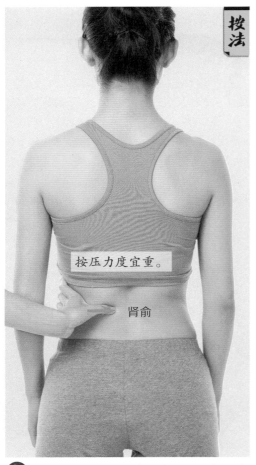

按法

按压力度宜重。

肾俞

2 患者站立，操作者用拇指指腹用力向下按压肾俞。

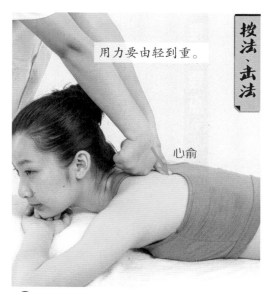

按法、击法

用力要由轻到重。

心俞

3 患者俯卧，操作者用拇指指腹按压心俞，也可轻轻握拳，叩击该穴位。

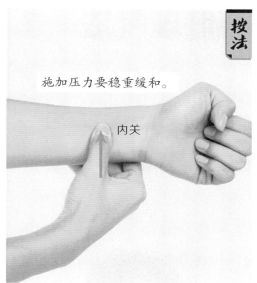

按法

施加压力要稳重缓和。

内关

4 用拇指指腹按压内关 20~30 次，以有酸胀感为度。

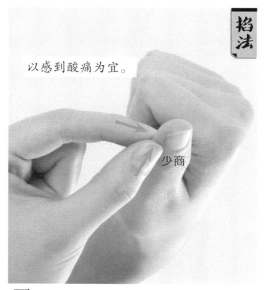

掐法

以感到酸痛为宜。

少商

5 用拇指和食指指尖掐按少商、少冲、劳宫三穴，每个穴位各 1 分钟。

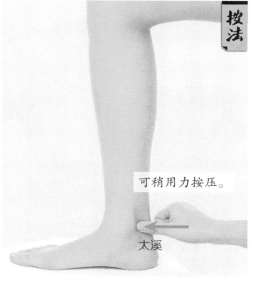

按法

可稍用力按压。

太溪

6 患者取坐位，操作者用拇指指腹按压太溪 10~15 次，以感到酸胀为宜。

疏肝理气法

中医认为，肝具有疏泄功能，即能够调畅全身气的运行状态，促进各脏腑功能，推动全身气血津液运行。当人的情绪出现异常，便容易影响肝的生理功能，使人体各部位气的活动异常，出现气机不畅、郁结、逆乱等病理变化，所以学会疏肝理气的推拿手法很有必要。

推拿要点

推拿时间
每个穴位操作 1~2 分钟。

治疗原则
疏肝理气，通经活络。

注意事项
要调摄情志，保持精神愉快，情绪稳定，气机条达。

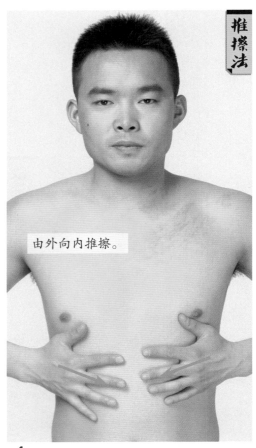

推擦法

由外向内推擦。

1 患者取坐位，两手掌横置两腋下，手指张开，指距与肋骨的间隙等宽，双手同时向腹部中线推擦，以透热为度。

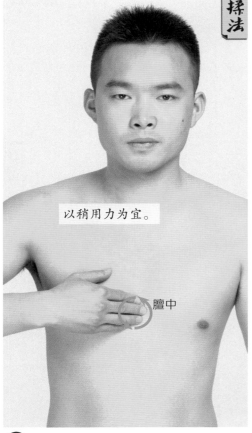

揉法

以稍用力为宜。

膻中

2 患者取坐位，用左手或右手，四指并拢置于膻中，稍用力做顺时针、逆时针方向的揉动，各揉 1 分钟。

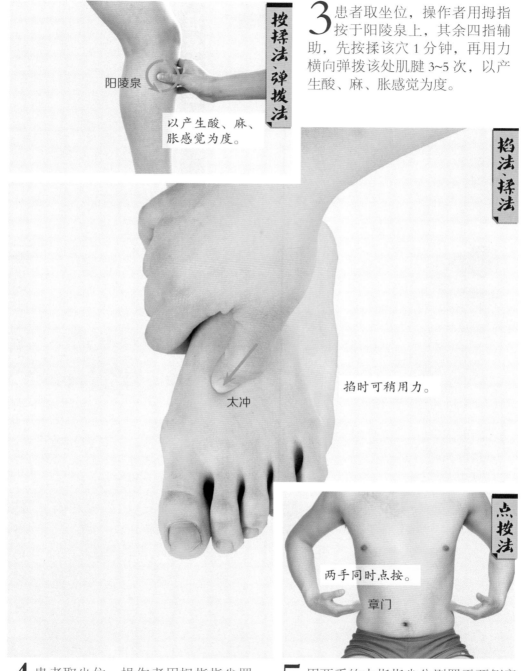

按揉法、弹拨法

阳陵泉

以产生酸、麻、胀感觉为度。

3 患者取坐位，操作者用拇指按于阳陵泉上，其余四指辅助，先按揉该穴1分钟，再用力横向弹拨该处肌腱3~5次，以产生酸、麻、胀感觉为度。

掐法、揉法

太冲

掐时可稍用力。

点按法

两手同时点按。

章门

4 患者取坐位，操作者用拇指指尖置于太冲上，稍用力掐按，约1分钟，再换用拇指指腹轻揉该穴位。再换另一只脚，重复上述动作。

5 用两手的中指指尖分别置于两侧章门上，稍用力点按，约1分钟，以产生酸、麻、胀感为度。

美容瘦身推拿保健
瘦身推拿法

肥胖不仅影响美观，更严重的是，由肥胖引发的各种疾病如高血脂、高血压、冠心病、脑血管病变、糖尿病等，都是威胁生命健康的"无形杀手"。所以，减肥瘦身成为人们追求健康和美丽的选择。以下是一些能够起到减肥瘦身作用的推拿方法，长期坚持会有效果。

推拿要点	
推拿时间	每个穴位操作 1~2 分钟。
治疗原则	通经活络。
注意事项	饮食宜清淡，忌食肥甘醇酒厚味，多食蔬菜、水果，适当补充蛋白质，饮食宜低脂、低糖、低盐。

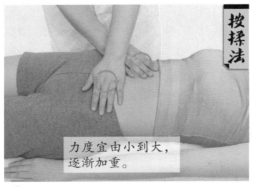

仰卧起坐

饭后半小时内不宜进行。

1 每日起床或入睡前，在床上做仰卧起坐 3~5 组，每组 8~12 次。

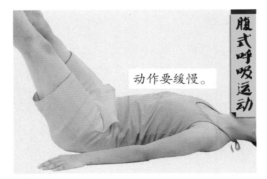

腹式呼吸运动

动作要缓慢。

2 仰卧，快速以腹式呼吸，使腹部胀满，一边呼气，一边慢慢地提升双足至 40°~60°，随着吸气，徐徐放下双足，如此反复操作 20~30 次。

按揉法

力度宜由小到大，逐渐加重。

3 仰卧，操作者以双手掌着力于腹部，按揉 5~8 分钟，力度应由小而大，逐渐加重。

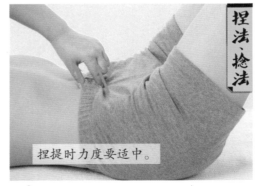

捏法、捻法

捏提时力度要适中。

4 仰卧，操作者用双手四指与拇指相对用力提捏腹部肌肉 10~20 次，提起时手指作捻压动作，停顿 10~20 秒后缓缓放下。

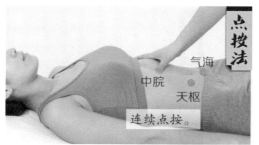

点按法

气海
中脘
天枢

连续点按。

5 仰卧，操作者用拇指指腹点按中脘、气海、天枢 5~8 分钟。

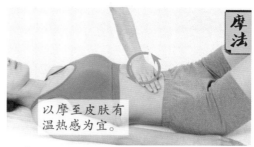

摩法

以摩至皮肤有温热感为宜。

6 仰卧，操作者用手掌掌摩脘腹部 5 分钟。

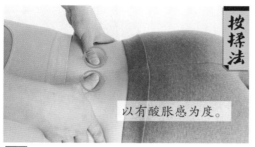

按揉法

以有酸胀感为度。

7 俯卧，操作者用双手拇指指腹沿脊柱两侧的膀胱经从腰部至臀部逐一按揉 3~5 次。

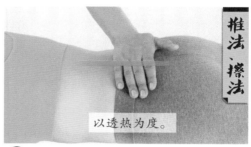

推法、擦法

以透热为度。

8 俯卧，操作者用掌根着力于腰部，用力擦动并逐渐推至臀部。

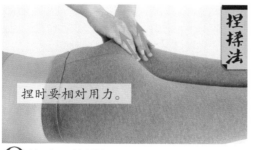

捏揉法

捏时要相对用力。

9 俯卧，使臀部肌肉放松。操作者用拇指与其余四指相对用力捏揉并提拿臀部肌肉 10~20 次。

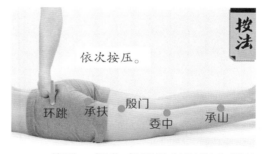

按法

依次按压。

环跳　承扶　殷门
委中　承山

10 俯卧，操作者用拇指指腹分别按压环跳、承扶、殷门、委中、承山各 3~5 分钟。

11 仰卧，操作者双手拇指指腹分别置于两侧足三里、三阴交上，用力按揉 3~5 分钟，力度应由轻而重，以局部酸胀为度。

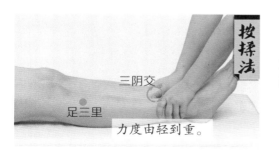

按揉法

三阴交
足三里

力度由轻到重。

美容推拿法

推拿还有美容的作用，经常对面部穴位进行推拿，不仅可以促进面部血液循环，还可以帮助肌肤通过毛细血管和淋巴组织来吸收养分，及时排除代谢物，祛除老化角质，令面部肌肤的弹性增加，从而延缓肌肤衰老。

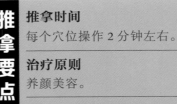

推拿要点

推拿时间
每个穴位操作 2 分钟左右。

治疗原则
养颜美容。

注意事项
按摩操作应在饭后半小时后进行。过饱和过饥均不宜马上进行推拿。

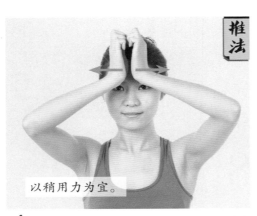

推法

以稍用力为宜。

1 两手掌大鱼际并置印堂处，两手掌根紧贴两眼眶上缘，稍用力向太阳分推 10~20 次。

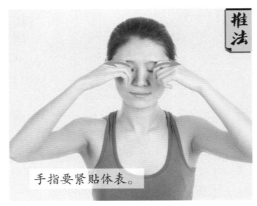

推法

手指要紧贴体表。

2 两拇指按在两侧太阳上，两食指屈起以桡侧着力从印堂开始向外推刮眼眶，同时轻轻推抹上下眼睑。

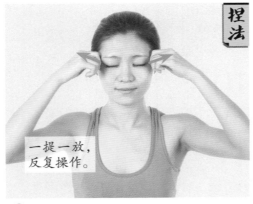

捏法

一提一放，反复操作。

3 用食指的第 2 关节与拇指合力提捏眼角太阳处皮肤，反复 10~20 次。

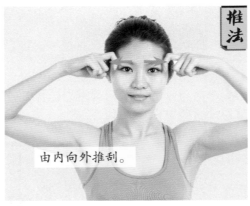

推法

由内向外推刮。

4 两手食指弯曲，轻轻推刮眉弓至太阳，反复操作 5~10 次。

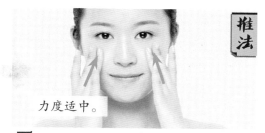

力度适中。

推法

5 用食指和中指分别将两侧下眼睑慢慢向上推动，然后再慢慢推回原位，重复5~10次。

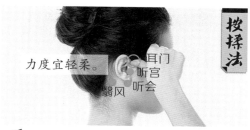

力度宜轻柔。

耳门
听宫
听会
翳风

按揉法

6 用拇指指腹依次按揉耳门、听宫、听会、翳风。

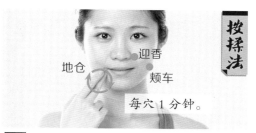

迎香
地仓
颊车
每穴1分钟。

按揉法

7 用食指和中指并拢按揉地仓、颊车、迎香，以有酸胀感为度。

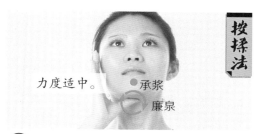

力度适中。

承浆
廉泉

按揉法

8 用拇指指腹按揉承浆、廉泉，以感觉酸胀为宜。

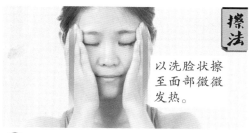

以洗脸状擦至面部微微发热。

擦法

9 两手掌互相擦热，紧贴两侧颜面上下擦动，如同洗脸状，以整个面部微微发热为度。

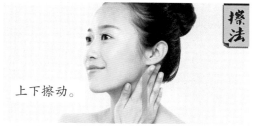

上下擦动。

擦法

10 抬下颌用单掌上下擦动颈部10~20次，以自觉皮肤发热为度。

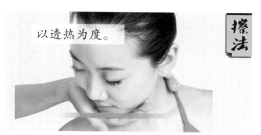

以透热为度。

擦法

11 用单掌左右擦动下颌10~20次，再换另一方向操作，以透热为度。

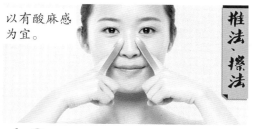

以有酸麻感为宜。

推法、擦法

12 用两手食指指腹推擦鼻梁两侧10~20次。

图书在版编目（CIP）数据

零基础学推拿按摩 / 刘乃刚主编 . -- 南京 : 江苏凤凰科学技术出版社 , 2021.1
（汉竹·健康爱家系列）
ISBN 978-7-5713-1060-8

Ⅰ . ①零… Ⅱ . ① 刘… Ⅲ . ① 按摩疗法（中医）Ⅳ . ① R244.1

中国版本图书馆 CIP 数据核字 (2020) 第 048579 号

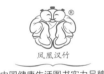

中国健康生活图书实力品牌

零基础学推拿按摩

主　　　编	刘乃刚
编　　著	汉　竹
责 任 编 辑	刘玉锋　黄翠香
特 邀 编 辑	张　瑜　蒋静丽　张　冉
责 任 校 对	杜秋宁
责 任 监 制	刘文洋

出 版 发 行	江苏凤凰科学技术出版社
出版社地址	南京市湖南路1号A楼，邮编：210009
出版社网址	http://www.pspress.cn
印　　　刷	天津海顺印业包装有限公司

开　　　本	720 mm × 1 000 mm　1/16
印　　　张	14
字　　　数	280 000
版　　　次	2021年1月第1版
印　　　次	2021年1月第1次印刷

标 准 书 号	ISBN 978-7-5713-1060-8
定　　　价	42.00元（附赠《小儿常见病推拿手法》小册子）

图书如有印装质量问题，可向我社出版科调换。

小儿常见病推拿手法

《零基础学推拿按摩》赠品

江苏凤凰科学技术出版社

全国百佳图书出版单位

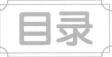

目录

第一章 小儿推拿的注意事项

第二章 小儿推拿常用手法

第三章 小儿常见病的推拿治疗

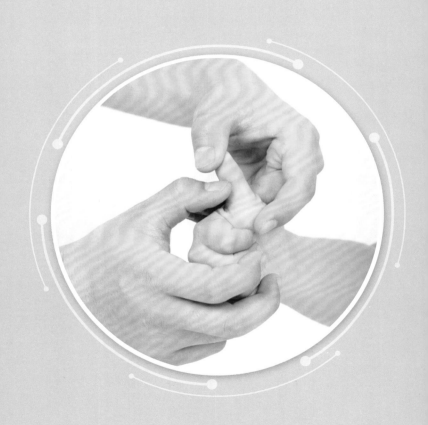

第一章

小儿推拿的注意事项

　　正确的小儿推拿，能起到提高免疫力的作用；推拿不当不仅起不到任何作用，甚至会伤害到小儿健康。因此，父母在推拿时要知道一些注意事项，有助于正确给小儿推拿。

推拿前的准备

室温要恰当：室温最好在 25~28℃ 之间，室温过高，小儿的治疗部位和大人的手部容易出汗，会影响操作；室温过低，则易使小儿受到寒凉的刺激，还会引起小儿紧张。

推拿高度要适中：可以在较硬的床上推拿，注意高度要适中，以免家长给小儿做完推拿，自己却落下腰痛的毛病。

铺毛巾：给小儿推拿前，先在床上铺上柔软的毛巾，再让小儿躺着推拿。特别提醒 2 岁以下小儿的家长，要在毛巾下再铺一层防水垫，以免推拿途中小儿突然尿尿或便便。

挑选最佳推拿时间：家长在推拿前一定要注意观察小儿的表情和情绪，如果小儿眼睛看起来又亮又有神，一逗就笑，一般就是推拿的好时机。家长可以边推拿边和小儿玩，也可以放些轻柔的音乐放松小儿的情绪。

光线不要直射：推拿时的光线不要太亮，也不要直射小儿眼部，最好是用反射光线，这样会让小儿有安全感，推拿时舒服又开心。

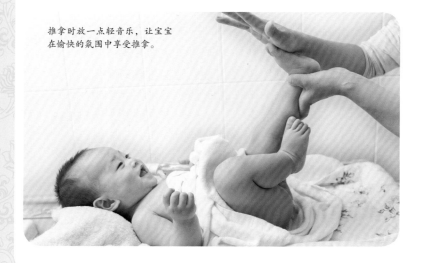

推拿时放一点轻音乐，让宝宝在愉快的氛围中享受推拿。

推拿注意事项

适用人群：传统小儿推拿主要适用于学龄前儿童，即0~6岁。6岁以上小儿做推拿时，应适当减少手部穴位，增加时间和力度，并配合成人手法。

推拿顺序：一般遵循先头面、次上肢、再胸腹腰背、后下肢的操作顺序。也有从上肢开始，或根据具体病情先做重点部位。

推拿次数：根据病情而定，急性病每天可操作1~2次，6天为1疗程；慢性病每天1次或每周2~3次，以每周或每月为1疗程。

推拿适宜：小儿在睡着时安安静静，能更好地配合成人的操作。在穴位定位更准确的同时，仍需要注意以下三点：①应在孩子饭后或哺乳后30分钟再推拿。②推完后30分钟内不宜哺乳，以防小儿溢奶。③睡着后推拿手法要轻柔，以不影响小儿正常睡眠为宜。

推拿手温：天气寒冷时，一定要保持双手温暖，可搓热后再进行推拿，以免双手冰凉刺激小儿，使其产生恐惧，影响治疗。还要注意修剪指甲，避免戳破小儿的皮肤。

推拿介质：保护皮肤多用油脂类，如凡士林；也可用粉末类，如爽身粉、痱子粉。增强疗效多用汁液类，如姜汁。

推拿时间：每次操作时间大约20分钟。时间太短没有效果，太长的话小儿易哭闹。推拿时间早晚都可进行。处于哺乳期的小儿可在哺乳时推拿。

推拿禁忌：由于小儿推拿是直接用手在小儿特定部位操作，所以外伤局部出血（包括有出血倾向）、局部感染、皮肤破损、急性伤筋等一般不宜在患处直接运用。许多危急重症，虽然并非小儿推拿禁证，但也不宜做单独选择。

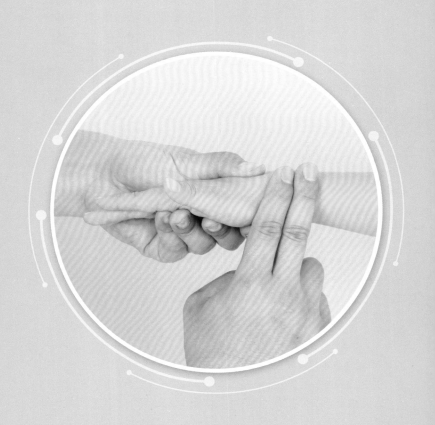

第二章

小儿推拿常用手法

小儿推拿手法种类较多，有不少推拿手法与成人手法相似，而有的手法虽然在名称上和成人推拿一样，在具体操作中却完全不同。小儿脏腑娇嫩，肌肤柔弱，耐受力差，只需要很轻柔的推拿就能达到不错的效果。本章为您介绍小儿推拿的几种常用手法。

单式推拿手法

　　单式推拿手法一般指的是手法单一的推拿手法，相对于复式推拿来说，手法较简单，适合初学的家长练习。

推法

　　推法通常分直推法、旋推法、分推法、合推法和来回推法。

直推法

　　【操作手法】用拇指桡侧缘或食指、中指指腹在穴位上做单方向的直线推动，即从一个点推向另一个点，称为直推法。

　　【推拿诀窍】拇指或并拢的食指、中指紧贴皮肤，沉肩、垂肘、轻快推动，频率在200次/分钟，多用于小儿线状穴位。

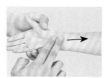

直推法

旋推法

　　【操作手法】一手固定手腕，另一手食指、中指、无名指托扶小儿手指背，拇指覆盖其指腹，然后顺时针或逆时针回旋推动。

　　【推拿诀窍】频率较快，可达160~260次/分钟。多用于小儿五指末节的脾、肝、心、肺、肾穴。

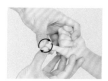

旋推法

分推法

　　【操作手法】用双手拇指桡侧缘或指腹自穴位中间向两旁做分向推动。

　　【推拿诀窍】两侧用力对称，部位对称，速度均一。速度轻快而不滞，频率在200次/分钟。此法能够行气活血、通经活络、消积导滞、消胀止痛。

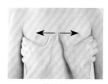

分推法

合推法

　　【操作手法】用两拇指指腹自线状穴的两端向穴中推动合拢，头面、手腕、背部多用拇指，腹部可用多指。

　　【推拿诀窍】两侧用力对称，部位对称，速度均一。速度轻快而不滞，频率在200次/分钟。与分推法刚好相反，合推法能够固守气血。

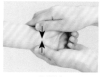

合推法

来回推法

【**操作手法**】从起点推到终点，又从终点推回到起点。上推为补，下推为泻，来回推即补和泻平衡。

【**推拿诀窍**】拇指或并拢的食指、中指紧贴皮肤，轻快推动，频率多在 200 次 / 分钟。可调大肠、七节骨平补平泻等。

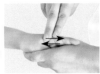

来回推法

摩法

【**操作手法**】用较轻的力做环形运动。可用指摩，也可以用掌摩。运用食指、中指、无名指推拿时，手指应并拢。

【**推拿诀窍**】操作时要求紧贴皮肤，手法力度要轻，在皮肤表面画圆圈，速度要均匀。可用于多种脾胃病症，如脘腹胀满、肠鸣腹痛、腹泻、便秘等。

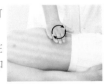

摩法

按法

【**操作手法**】用拇指指端、指腹或掌根按压在穴位上，并施以适当的压力即可。垂直下压，不宜倾斜。

【**推拿诀窍**】指或掌着力，先轻渐重，由浅入深，以感到酸胀为度。当小儿局部感到酸麻胀痛时，可适当停留数秒，放松一下再按。按法向下用力有消散之功，可用于便秘、腹胀、厌食等。

按法

揉法

【**操作手法**】用手掌大鱼际、掌根部位或手指指腹，在某个部位或穴位上轻柔回旋揉动。临床有单指揉、多指揉或掌根揉、鱼际揉等。指揉法多用于穴位，常与点、按、振等法固定结合，形成 3 或 5 揉 1 点的定式，刚柔相济。掌揉法多用于腹部，消散力强。

【**推拿诀窍**】皮动肉不动，沉肩、垂肘，腕部放松。此法具有宽胸理气、消积导滞、活血祛瘀的作用。

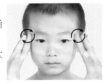

揉法

运法

【**操作手法**】由此往彼做弧形或环形推动。用于弧形和圆形部位。用拇指或食指、中指和无名指三指指腹操作。弧形运作时可始终沿一个方向，也可来回运作，但不要突然转折；圆形运作时，轨迹要圆。

【**推拿诀窍**】动作要流畅，不要转折、中断、停止。操作时宜轻不宜重，宜缓不宜急，频率控制在80~120次/分钟。可用于消除积滞，也多适用于阳虚和寒证。

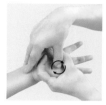

运法

掐法

【**操作手法**】掐以甲入。甲是指甲，入为刺入，即以指甲刺入皮肤，又称"切法""爪法""指针法"。

【**推拿诀窍**】快进快出，垂直施力，注意不要掐破皮肤。可急救醒神、发汗祛邪。

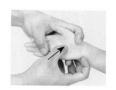

掐法

捣法

【**操作手法**】节奏性敲击穴位的方法叫捣法。可用屈曲的中指指端，或以食、中指屈曲的指间关节击打。

【**推拿诀窍**】瞬间作用，快起快落，节奏感强。小儿穴区太小，应注意部位的固定和击打的准确性。可用于小儿遗尿、小儿抽动秒语综合征及鼻炎、耳鸣耳聋等。

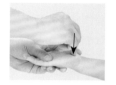

捣法

拿法

【**操作手法**】捏而提起谓之拿。以拇指与食指、中指（三指拿）或与其余四指（五指拿）相对捏住一定部位，向上提起。

【**推拿诀窍**】沉肩、垂手，朝后上方拿起，同时或交替拿起，快拿快放，节奏感强。是放松及消除疲劳的重要手法，具有疏通经络、活血化瘀之功，用于肢体疼痛、强直、肩背酸楚等。

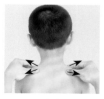

拿法

捏挤法

【操作手法】以两手拇指、食指对称置于穴位四周，同时用力向穴位中央推挤。

【推拿诀窍】穴位在正中央，四指在穴位周围正方形的四个角上。用于孩子中暑、神昏、感冒等。此手法消导之力较强，用于积滞、痰浊、流涎、肥胖等。对于高热、中暑则捏挤至局部见痧为宜。该法一般用于推拿结束之时。

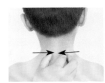
捏挤法

搓法

【操作手法】在夹持基础上来回运动。用两手掌夹持小儿一定部位，相对用力，快速搓，并做上下往返移动。

【推拿诀窍】双手用力要均衡，夹持力度适度，搓动要快，移动要慢。此手法用于胸廓和胁肋，能顺气、消痞、散结。操作时，切忌粗暴，如小儿不合作或哭闹，不宜在胸胁部操作，以免岔气伤。

搓法

捻法

【操作手法】拇指和食指相对，先捏住，再均匀和缓来回捻。捻动速度要快，移动要慢，连贯而不停顿，即紧捻慢移。

【推拿诀窍】手法要灵活，夹持不能太紧，也不能太松，手法不可呆滞。捻动有舒筋活络、畅通气血之功，用于指趾疼痛等。捻耳或依次捻手指、脚趾，是重要的调节心神、健脑益智之法，可用于小儿脑瘫、语言障碍、耳鸣耳聋等。

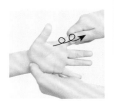
捻法

振法

【操作手法】对穴位或部位施以高频率振颤的方法。有掌振法和指振法，以指或掌吸定于某一部位或穴位，细微振颤。操作者肢体高频率来回抖动，孩子感觉局部振颤。

【推拿诀窍】蓄力于掌或指，形神合一。振法先有点按，再行振颤，有利于纵向和横向刺激传导。频率很高，有消散之功。于肢体可通经络、镇痛消炎；于脘腹能消积化浊、消痞散结；于小腹和腰骶可导引元气，以温补见长。

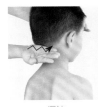
振法

复式推拿手法

　　复式推拿手法是在单式推拿手法的基础上，将两种或两种以上的手法组合在一起操作的成套手法。这些复式手法都有各自的操作部位和程序，并各有特定的名称，也是小儿推拿中特有的操作手法。

黄蜂入洞

　　【操作手法】左手扶小儿头部或小儿平躺头部固定，右手食、中二指指端轻揉小儿两鼻孔（实际操作多揉于鼻孔下方）20~30次。

　　【功效】发汗、宣肺、通鼻窍。用于感冒风寒、鼻塞流涕、恶寒无汗等。

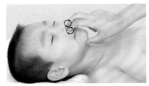

黄蜂入洞

打马过天河

　　【操作手法】一手拇指按于内劳宫，另一手食、中、无名指三指并拢，从腕横纹循天河向上拍打至肘横纹，以红赤为度。

　　【功效】退热、活络。用于高热、烦渴，及手臂痛和关节不利等。

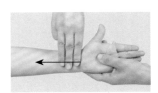

打马过天河

水底捞明月

　　【操作手法】一手握持手掌，另一手拇指自小指根起，沿小鱼际推至小天心，转入内劳宫处，做捕捞状，后一拂而起，操作30~50次。也可将冷水滴入小儿掌心，以拇指或中指指端旋推，边推边吹冷气。

　　【功效】性寒凉。用于小儿发热、心烦及各种热证。

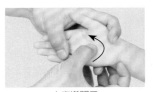

水底捞明月

抱肚法

【操作手法】抱小儿同向坐于大腿上。双手从小儿腋下插入置于胸前，双手掌重叠，掌心向后，联手向后尽力挤压，同时小儿配合挺胸、挺腹。从胸腔逐渐向下至盆腔为 1 遍，操作 5~10 遍。

【功效】通调上、中、下三焦。宣肺、排浊、降气、通便。用于咳嗽、胸闷、腹胀、便秘、反复感冒等。

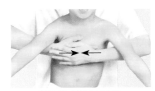
抱肚法（挤压前胸）

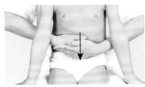
抱肚法（向下移至盆腔）

开璇玑

【操作手法】①分推胸八道，用两手拇指或四指，同时从璇玑自上而下，依次从正中心，分推至季肋部 8 次。②下推腹，两手交替用指腹从鸠尾向下经中脘直推至肚脐 10 余次。③摩腹，以肚脐为中心顺时针摩腹 1~2 分钟。④气沉丹田，从肚脐下推至耻骨联合 1 分钟。

【功效】通调上、中、下三焦。此法可宽胸理气、降气化痰、和胃止呕。用于胸闷咳喘、痰鸣气急、胃痛、恶心呕吐、腹痛腹泻、便秘等。

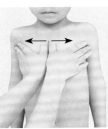
①分推胸八道

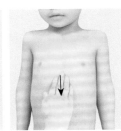
②下推腹

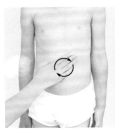
③摩腹

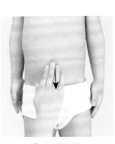
④气沉丹田

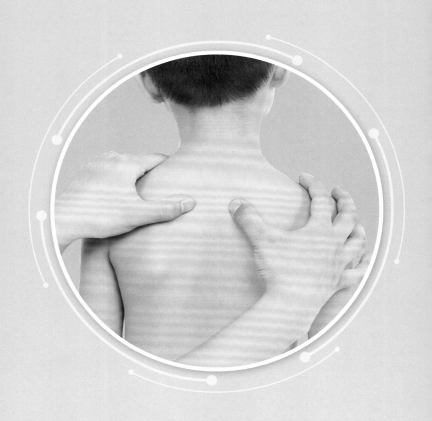

第三章

小儿常见病的推拿治疗

本章主要介绍小儿常见病的不同证候，以及相应的推拿疗法，即使是初学者的父母也能做到给小儿"辨证论治"。

小儿呼吸道疾病

感冒

中医认为，小儿感冒主要是由风寒或风热从口鼻肌表侵犯肺系所引起的，常以发热、恶寒、鼻塞流涕、咳嗽为特征。在气候突变、寒温失常、洗澡着凉时容易诱发感冒。一年四季均会出现，尤以冬春两季和气候骤变时多见。

注意事项：孩子发热至 38℃时就应采取退热措施。推拿手法从重从快。汗可以发但不宜多发。每次推拿后宜覆被保暖，避免再感风寒。

饮食宜忌：宜吃清淡易消化的半流食，如稀小米粥等，并让孩子多喝水，多吃青菜、水果。忌食寒凉、油腻、燥热的食物。

风寒型

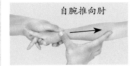

推三关： 用拇指桡侧面或食指面自腕向肘推三关 100 次。

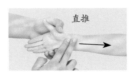

清天河水： 用食、中二指指面自腕向肘直推天河水 100 次。

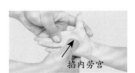

黄蜂出洞： 用拇指指甲掐内劳宫、总筋各 10 次，然后用两手拇指自总筋向两旁分推腕横纹 30 次。

风热型

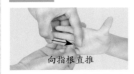

清肺经： 沿无名指指腹向指根方向直推肺经 200 次。

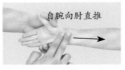

清天河水： 用食、中二指指面自腕向肘直推天河水 200 次。

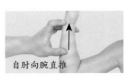

退六腑： 用拇指或食、中二指指面自肘向腕直推六腑 100 次。

咳嗽

　　小儿呼吸道血管丰富，气管、支气管黏膜较嫩，较易发生炎症。咳嗽是人类呼吸道发出的"咳咳"之声，是人体自我清洁气道、清除异物的保护性反射动作。咳嗽一年四季都可发生，但以冬春两季最为多见。

　　注意事项：手法宜轻快，推拿前 1~2 次可能出现咳嗽加重的情况，需要及时判断这是排病反应还是病情加重的表现。

　　饮食宜忌：小儿在咳嗽期间，饮食要富于营养，易于消化。多吃富含维生素的水果和蔬菜。忌食羊肉、海鲜以及辛辣、刺激性食物。

外感风寒型

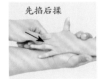 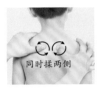 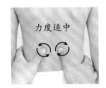

掐揉五指节：用拇指指尖依次掐揉五指关节各 10~20 次。

按揉肺俞：用拇指指腹按揉肺俞 100 次。

按揉脾俞：用拇指指腹按揉脾俞 100 次。

按揉胃俞：用拇指指腹按揉胃俞 100 次。

外感风热型

   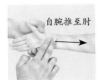

清肺经：沿无名指指腹向指根方向直推肺经 200 次。

掐揉精宁：用拇指尖端掐揉精宁 20 次。

按揉丰隆：用拇指指腹按揉丰隆 50 次。

清天河水：用食、中二指指面自腕向肘直推天河水 100 次。

百日咳

　　百日咳是一种小儿常见的呼吸道传染病，是由百日咳杆菌传染引起的。以阵发性、痉挛性咳嗽，伴有鸡鸣样吸气声为主要特征。夜间加重，病程较长，可达数周甚至 3 个月左右。

　　注意事项：宜早晨操作，或每次咳嗽发作前操作。本病具有传染性，要与其他小儿做好隔离措施后再推拿。

　　饮食宜忌：多给小儿吃一些富含维生素的水果和蔬菜。婴儿（6 个月以上）可以吃一些稠厚的饮食，这样可以减少呛咳。忌食辛辣、刺激性食物。

风寒型

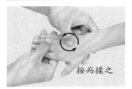

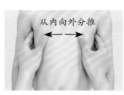

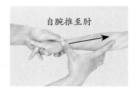

按揉外劳宫：用拇指端按揉外劳宫 300 次。

分推膻中：用两手拇指指腹分推膻中至两乳头下，推 100~300 次。

推三关：用拇指桡侧面或食、中二指指面自腕向肘推三关 300 次。

风热型

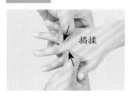

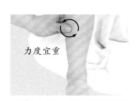

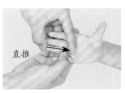

掐揉二扇门：用两手拇指尖端分别掐揉二扇门 100 次。

按揉丰隆：用拇指指腹按揉丰隆 50~100 次。

清肺经：沿无名指指腹向指根方向直推肺经 300 次。

小儿肺炎

　　肺炎为小儿常见病，3 岁以内的婴幼儿在冬春两季患肺炎较多，由病菌或细菌引起。不论哪种病原体引起的肺炎，孩子均会有不同程度的发热、咳嗽、呼吸急促、呼吸困难和肺部啰音等。

　　注意事项：发热时以凉水为介质。治疗期间出现呕吐和鼻涕一般是排痰的表现，有利于缓解症状。

　　饮食宜忌：给孩子适当补充水分。忌食煎炸、油腻、燥热、易上火、生痰的食物，如炸薯条、桂圆、荔枝等。

风寒闭肺型

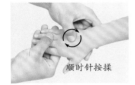
顺时针按揉

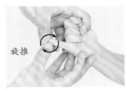
旋推

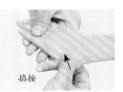
掐按

按揉外劳宫： 用拇指指腹按揉外劳宫 300 次。

补肾经： 用拇指指腹旋推肾经 300 次。

掐按合谷： 用拇指指尖掐按合谷 20 次。

风热闭肺型

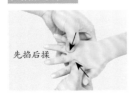
先掐后揉

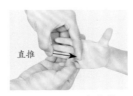
直推

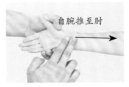
自腕推至肘

掐揉二扇门： 用两手拇指指尖分别掐揉二扇门 100 次。

清肺经： 沿无名指指腹向指根方向直推肺经 200 次。

清天河水： 用食、中二指指面直推天河水 300 次。

高热惊厥

　　高热惊厥是指小儿在呼吸道感染或其他感染性疾病早期，体温升高≥39℃时发生的惊厥，并排除颅内感染及其他导致惊厥的器质性或代谢性疾病。主要表现为突然发生的全身或局部肌群的强直性或阵挛性抽搐，双眼球凝视、斜视、发直或上翻，伴意识丧失。各年龄段（除新生儿期）小儿均可发生，以6个月至4岁多见。

　　注意事项：保持孩子呼吸道通畅，注意给孩子降温。室内经常通风，保持凉爽。

　　饮食宜忌：多饮白开水，多食绿豆汤等清热降暑食物。忌吃辛辣、刺激性食物。

高热惊厥推拿方法

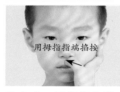

用拇指指端掐按

掐人中： 用拇指尖端掐人中5~10次。急救时重掐。

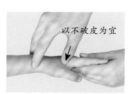

以不破皮为宜

掐揉合谷： 一手托住孩子手掌，另一手拇指掐揉合谷20次。

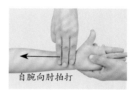

自腕向肘拍打

打马过天河： 一手拇指按于内劳宫，另一手食、中、无名三指并拢，从腕横纹循天河向上拍打至肘横纹，以红赤为度。

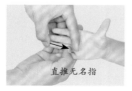

直推无名指

清肺经： 沿无名指指腹向指根方向直推肺经200次。

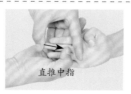

直推中指

清心经： 沿中指指腹向指根方向直推300次。

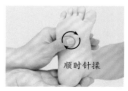

顺时针揉

揉涌泉： 用拇指指腹揉涌泉200次。

扁桃体炎

　　扁桃体是咽部的"大门"，它能吞噬及消灭病原微生物，对进入呼吸道的空气有过滤作用，对于人体十分重要。扁桃体炎发作时，扁桃体肿大呈暗红色，表面凹凸不平，上面或有灰白色小点，下颌淋巴结肿大。

　　注意事项：多休息，多喝水。如果孩子高热，应遵医嘱服用退热药物，以防惊厥。

　　饮食宜忌：饮食宜清淡，适当摄入多种维生素，特别是维生素 C；多喝水，多吃金橘、雪梨等润肺水果。忌吃干燥、辛辣、煎炸等刺激性食物，如辣椒、大蒜等。

风热外侵型

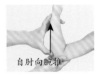
自肘向腕推

先掐后揉

用拇指指端掐

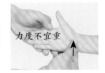
力度不宜重

退六腑：用拇指指腹自肘向腕直推六腑 100 次。

掐揉小天心：用拇指指端掐揉小天心 100 次。

掐十宣：用拇指尖端分别掐十宣 5~10 次。

掐揉总筋：用拇指指端掐揉总筋 30~50 次。

阴虚火旺型

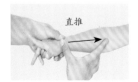
直推

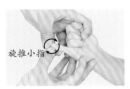
旋推小指

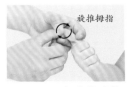
旋推拇指

推三关：用拇指桡侧面或食、中二指指面自腕向肘推三关 300 次。

补肾经：用拇指指腹旋推肾经 400 次。

补脾经：用拇指指腹旋推脾经 300 次。

小儿消化系统疾病

小儿厌食

　　小儿厌食是指长期的食欲减退或消失，以食量减少为主要症状，是一种慢性消化功能紊乱综合征，是儿科常见病，1~6岁小儿多见。严重者可导致营养不良、贫血、佝偻病及免疫力低下，出现反复呼吸道感染。

　　注意事项：少吃零食，少饮高热量饮料，定时进食。平时辅以强度适当的运动来增进食欲。

　　饮食宜忌：6个月以上的婴儿辅食要适当搭配蛋白质、淀粉类，及时添加维生素类，脂肪类也不可少，要注意饮食的多样化。

脾失健运型

 顺时针摩腹

 以掌根揉

 力度宜轻

 直推

摩腹：用手掌心顺时针摩腹3分钟。

揉脐：用手掌根部顺时针揉脐300次。

按揉脾俞：用拇指指端按揉脾俞100次。

推四横纹：用拇指指腹从食指横纹推向小指横纹100~300次。

胃阴不足型

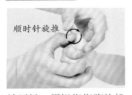 顺时针旋推

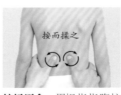 按而揉之

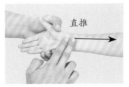 直推

补胃经：用拇指指腹旋推大拇指300~500次。

按揉胃俞：用拇指指腹按揉胃俞100次左右。

清天河水：用食、中二指指面自腕向肘直推天河水100次。

疳积

疳积俗称营养不良，是因蛋白质、矿物质、维生素等不足而引起的一种慢性营养缺乏症，多由喂养不当或摄入营养不足所致。主要表现为饮食异常，多数食少，腹部胀痛，面色不华，毛发稀疏萎黄，甚至枯瘦羸弱，体重低于正常值。

注意事项：多喝水，可食用一些消食化滞的食物，如麦芽、山楂等。推拿时手法轻重适宜，早晨宜用补法，晚上宜用泻法。

饮食宜忌：营养不良的小儿要积极治疗原发病，合理喂养。饮食的营养成分要高，烹调的色、香、味要能激发小儿的食欲，同时又易于消化。忌吃油腻、生冷、辛辣、刺激性食物。

积滞伤脾型

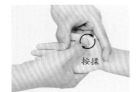

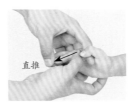

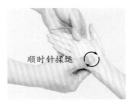

按揉板门：用拇指指腹按揉板门400次。

清大肠：用拇指指腹从虎口向食指尖直推大肠经200~400次。

运内八卦：用拇指指腹顺时针揉运内八卦200~400次。

气血两亏型

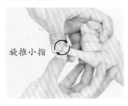

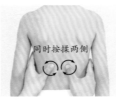

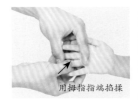

补肾经：用拇指指腹旋推肾经400次。

按揉胃俞：用拇指指腹按揉胃俞200次。

掐揉四横纹：用拇指尖端分别掐揉四横纹各50次。

消化不良

　　儿童生长发育快，需均衡摄取蛋白质、脂肪、碳水化合物以及各种维生素，但是儿童消化功能弱，摄入过多的食物易沉积在体内引起上火，导致消化不良。主要表现为食欲减退、呕吐、腹胀等，症状可能会持续半年以上。

　　注意事项：做推拿时手法宜轻柔，最好早晨空腹操作。

　　饮食宜忌：多吃易于消化的食物，多喝水。养成良好的饮食习惯，吃饭定时定量。鼓励孩子自己进食，不偏食、挑食。忌吃辛辣、燥热、不易消化的食物。

消化不良推拿方法

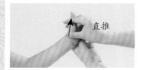 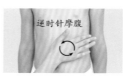 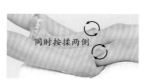

清胃经：用拇指快速自掌根向指端直推胃经 3 分钟。

摩腹：用手掌逆时针摩腹 5 分钟。

点揉足三里：用两手拇指同时点揉双侧足三里 1~3 分钟。

便秘

　　小儿便秘是由于改变排便规律所致，指排便次数明显减少，大便干燥、坚硬，秘结不通，排便时间间隔较久（大于 2 天），无规律，或虽有便意而排不出大便。小儿便秘多为功能性便秘。

　　注意事项：宜在晨起空腹时进行。推拿后嘱孩子排便，引导孩子建立良好的排便习惯，应长期坚持推拿，并调节孩子饮食结构。

　　饮食宜忌：多食高纤维的蔬菜，尤其是绿叶蔬菜，少食辛辣、刺激性食物。

便秘推拿方法

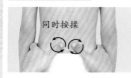 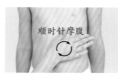 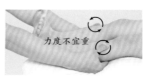

按揉大肠俞：用拇指指腹按揉大肠俞 3 分钟。

摩腹：用手掌顺时针摩腹 5 分钟。

点揉足三里：用两手拇指同时点揉双侧足三里 1~3 分钟。

腹痛

　　腹痛是小儿常见症状，主要表现为小儿持续剧烈腹痛、腹部胀气，或有硬结、饮食不进、呕吐，或无便。婴儿因不能表达，多表现为烦躁、啼哭、蜷缩、腹肌紧张、胀气、皱眉等。

　　注意事项：腹部手法先轻后重，如果小儿强烈抵抗应立即停止。注意寻找腹部压痛点作为治疗重点。以感到酸麻胀痛为度，以腹痛缓解为有效。

　　饮食宜忌：忌吃辛辣刺激、生冷的食物，多吃易消化、温热的食物。

腹痛推拿方法

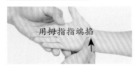 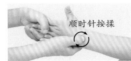

掐总筋：总筋位于手掌处，腕横纹中央。以拇指指端掐总筋 50 次。

按揉一窝风：用拇指按于该穴，揉 3 按 1，操作 3 分钟。

拿肚角：用拇指和食、中二指相对捏住肚角，向上提起，快拿快放，操作 3 分钟。

呃逆

　　呃逆俗称打嗝，是生理上常见的一种现象，由横膈膜痉挛收缩引起。小儿食用过冷或过热的食物，或过度紧张兴奋，或突然受惊，或吸入冷空气，都会发生呃逆现象，这种呃逆无迁延性，可自愈，不用特殊治疗。

　　注意事项：小儿发生呃逆时，可逗引以分散其注意力。推拿时注意胸腹部的保暖。

　　饮食宜忌：忌吃过冷、过热的食物。三餐饮食要规律，不可暴饮暴食。

呃逆推拿方法

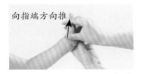 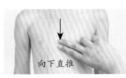 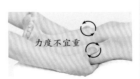

清胃经：用拇指快速自掌根向指端直推胃经 3 分钟。

推膻中：用食、中二指指腹自天突向下直推至膻中 100 次。

点揉足三里：用两手拇指同时点揉双侧足三里 1~3 分钟。

腹泻

腹泻是一种小儿常见病。3岁以下的小儿发病较多，夏秋两季多见。主要表现为大便次数增多，每天不少于 3 次，多者 10 次以上，大便呈淡黄色，如蛋花汤样，或黄绿稀溏，或色褐而臭，可有少量黏液，或伴有恶心、呕吐、腹痛、发热、口渴等症状。

注意事项：轻症不必禁食补液，重症要禁食 8~16 小时。遵医嘱静脉输液纠正水、电解质紊乱，然后口服补液和易消化的饮食。

饮食宜忌：腹泻缓解后可吃山药、南瓜等健脾胃的食物，忌食辛辣刺激食物，忌食高膳食纤维的蔬菜和水果。

寒湿型

  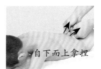

补脾经：用拇指指腹旋推脾经 400 次。

拿肚角：用拇指和食、中二指相对用力拿捏肚角，左右各 10 次。

捏脊：拇、食二指用力提拿肌肤，自下而上，捏 3 拿 1，操作 3~5 遍。

推上七节骨：用拇指桡侧面或食、中二指指面自下而上直推七节骨 100 次。

湿热型

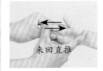

推大肠：用拇指指腹来回直推大肠经 200 次。

清小肠：用拇指指腹自指根向指尖方向直推小肠经 100 次。

揉龟尾：用拇指指端或中指指端揉龟尾 100 次。

推上七节骨：用拇指桡侧面或食、中二指指面自下而上直推七节骨 100 次。

伤食型

来回直推

相对用力

力度适中

顺时针揉

推大肠： 用拇指指腹来回直推大肠经 200 次。

拿肚角： 用拇指和食、中二指相对用力拿捏肚角，左右各 10 次。

按胃俞： 用拇指端重按胃俞 50 次。

揉龟尾： 用拇指指端或中指指端揉龟尾 100 次。

腹胀

　　腹胀即小儿腹部胀满，以气胀较为多见。主要表现为脘腹胀满，胃肠道内积聚过量气体。可单独出现，或在其他多种疾病发展过程中出现。

　　注意事项：推拿时若发现小儿腹中有硬物，或小儿感觉压痛感比较明显，要及时去医院治疗。

　　饮食宜忌：可给小儿食用白萝卜、莲藕等顺气食物。忌食豆类、韭菜、土豆等易产气的食物。三餐饮食要规律。

腹胀推拿方法

向指端方向推

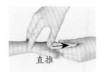

直推

逆时针按揉

逆时针摩腹

清胃经： 用拇指指腹自掌根向指端直推胃经 3 分钟。

清大肠： 用拇指指腹从虎口向食指尖直推大肠经 3 分钟。

揉脐： 用手掌根部逆时针按揉脐部 3 分钟。

摩腹： 用手掌逆时针摩腹 5 分钟。

呕吐

中医认为，凡外感邪气、内伤乳食、大惊卒恐等都会影响胃的正常功能，导致胃失和降、胃气上逆，从而引起呕吐。呕吐前面色苍白、上腹部不适、厌食、进食进水均吐。呕吐严重时，患儿出现口渴尿少、精神萎靡不振、口唇红、呼吸深长、脱水、酸中毒的临床症状。

注意事项：呕吐时令小儿侧卧，以防呕吐物呛入气管；避免着凉；反复呕吐的小儿短时间内应当禁食。

饮食宜忌：可食用一些消食化滞、和胃降逆的食物，如麦芽、山楂等；忌食辛辣刺激性的食物。

热吐型

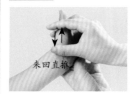

推胃经： 用拇指指腹来回直推胃经 400 次。

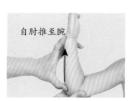

退六腑： 用拇指指腹自肘向腕直推六腑 300 次。

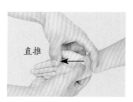

大横纹推向板门： 用拇指指腹从大横纹向板门直推 300 次。

寒吐型

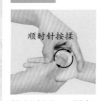

按揉板门： 用拇指指腹按揉板门 100 次。

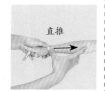

推三关： 用拇指桡侧面或食、中二指指腹自腕向肘推三关 300 次。

伤食吐型

按揉板门： 用拇指指腹按揉板门 100 次。

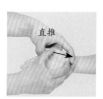

板门推向大横纹： 用拇指自板门推向大横纹 100~300 次。

小儿皮肤科疾病

水痘

　　水痘是急性传染病，主要发生在学龄前儿童。在皮疹出现前有发热、头痛、全身倦怠、恶心、呕吐、腹痛等前驱症状。最开始为粉红色小斑疹，迅即变为米粒至豌豆大的圆形水疱，水疱的中央呈脐窝状。

　　注意事项：避免用手抓破疱疹；注意消毒与清洁；开窗通风。推拿时注意避开水痘，尽量不要弄破它，防止感染。

　　饮食宜忌：发热时要让孩子卧床休息，吃些容易消化的食物，并多喝温开水。忌吃辛辣刺激性的食物。

风热夹湿型

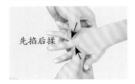
先掐后揉

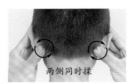
两侧同时揉

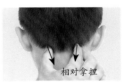
相对拿捏

掐揉二扇门：用两手拇指指端掐揉二扇门100次。

揉耳后高骨：用两手拇指指端揉耳后高骨50次。

拿风池：用拇指和食指指端相对用力拿捏风池10次。

湿热炽盛型

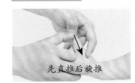
先直推后旋推

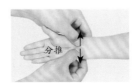
分推

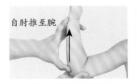
自肘推至腕

推脾经：先后用拇指直推和旋推脾经200次。

分阴阳：用两手拇指分推腕横纹200次。

退六腑：用拇指指腹自肘向腕推六腑300次。

荨麻疹

荨麻疹俗称风疹团，是一种常见的皮肤、黏膜小血管扩张及渗透性增加的过敏性皮肤病，主要表现为皮肤大小不一的红斑性及局限性水肿性反应，常伴瘙痒。急性发作时，风团突然出现，较分散，抓挠后会增大增多；慢性发作时，风团反复出现，发作期可达 2 个月。

临床诊断：小儿急性荨麻疹发病十分突然，可在一瞬间内皮肤异常刺痒，随着痒感和抓挠，迅速出现大小不等，形状不一，红色、苍白色的风疹块。

注意事项：注意不要让小儿用手抓挠，保持手的清洁卫生。如果小儿还出现发热症状，不要追求快速退热，要选择安全、温和的方法。

饮食宜忌：宜吃红枣、小米等养血食物；忌吃辣椒等辛辣刺激食物，以及海鲜、芒果等易引起过敏的食物。

推拿小贴士：拿百虫窝，可祛风散毒，缓解荨麻疹症状。

推拿时间与次数：每天早晚各 1 次，每次约 10 分钟。

荨麻疹推拿方法

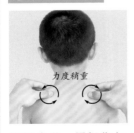

力度稍重

按揉肩井：用拇指与食、中二指按揉两侧肩井 3~5 分钟。

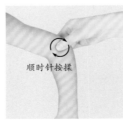

顺时针按揉

按揉曲池：用拇指指端按揉曲池 3 分钟。

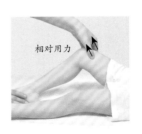

相对用力

拿百虫窝：用拇指和食指拿百虫窝 3 分钟。

痱子

　　痱子是夏季或炎热环境下常见的浅表性、炎症性皮肤病。因在高温闷热环境下，大量的汗液不易蒸发，使角质层浸渍肿胀，汗腺导管变窄或阻塞，导致汗液潴留，汗液外渗周围组织，形成丘疹、水疱或脓疱，好发于皱襞部位。

　　临床诊断：小儿额头、颈、胸、背、臀、肘窝、腘窝等皱襞和易出汗处出现成片红色粟粒疹、丘疹或疱疹，有瘙痒和灼热感。

　　注意事项：通风降温，少穿衣服，可以配合用薄荷煮水给小儿洗澡。

　　饮食宜忌：多吃清暑化湿、泻火解毒的食物，如绿豆、薏米、西瓜等；忌吃韭菜、辣椒等辛辣刺激性食物；肥腻、燥热、煎炸食物也要避免，如油条、羊肉等。

推拿小贴士： 推拿治疗痱子以清热泻火、排毒为主。

推拿时间与次数： 每天早晚各 1 次，每次约 10 分钟。

痱子推拿方法

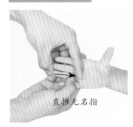

直推无名指

清肺经： 用一手拇指由指尖向指根方向直推小儿无名指 200~300 次。

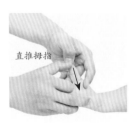

直推拇指

清脾经： 用一手拇指由指尖向指根方向直推小儿拇指 200~300 次。

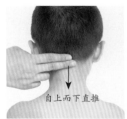

自上而下直推

推天柱骨： 用拇指指腹或食、中二指指腹自上而下直推。亦可拍，以皮肤潮红为度。

湿疹

婴儿出生后皮肤接触空气，用肺进行呼吸，开始进食，小儿脏腑功能不全，机体容易出现过敏反应。脾胃功能不全容易内生水湿，郁结肌肤表面，形成湿疹。

临床诊断：小儿皮肤表面出现红色丘疱疹，伴有白色或黄色渗出物，结痂后多为褐色，瘙痒明显。好发于两颊、耳郭、颈部。2 岁以内小儿多见。

注意事项：小儿起湿疹要及时去医院，根据医生处方涂抹药物，辅以推拿。另外要避免小儿抓挠，以防引发感染。

饮食宜忌：多食富含维生素和矿物质的食物，如胡萝卜、瘦肉、菠菜等；忌食海鲜等容易引起过敏和辣椒等辛辣刺激性的食物。

推拿小贴士：清大肠能清利湿热，有效缓解湿疹症状。

推拿时间与次数：每天早晚各 1 次，每次约 10 分钟。

湿疹推拿方法

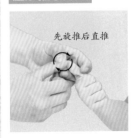

推脾经：用拇指指腹先旋推，后直推小儿拇指300 次。

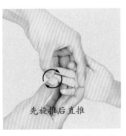

推肺经：用拇指指腹先旋推，后直推小儿无名指300 次。

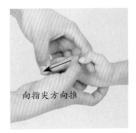

清大肠：用拇指指腹从虎口向食指指尖方向直推300 次。

小儿五官科疾病

口腔溃疡

口腔溃疡俗称口疮，是一种常见的发生于口腔黏膜的溃疡性损伤病症，多见于唇内侧、舌头、舌腹、颊黏膜、前庭沟、软腭等部位。

临床诊断：口腔溃疡边缘为红色，中心是黄白色，呈圆形或椭圆形，有米粒大小，中间凹陷。严重时溃疡面积会增大，数量也会变多，更疼，更难愈合，会反复发作。

注意事项：注意保持小儿口腔清洁，培养小儿刷牙的习惯。可以配合用淡盐水、金银花水或薄荷水漱口。

饮食宜忌：宜食富含维生素 C 或能清热解毒的食物，如西瓜汁、苹果汁等；忌食辛辣、刺激、燥热、过酸、过咸以及对口腔黏膜摩擦较大的食物，如辣椒、蒜、坚果等。

推拿小贴士：应以清心火为主。

推拿时间与次数：每天早晚各 1 次，每次约 10 分钟。

口腔溃疡推拿方法

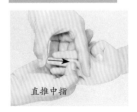

直推中指

清心经：用拇指沿中指指端向指根方向直推300 次。

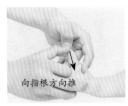

向指根方向推

清脾经：用拇指沿小儿拇指指端向指根方向直推 300 次。

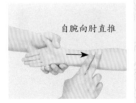

自腕向肘直推

清天河水：用食指、中指指腹或拇指指腹从腕横纹中点推至肘横纹中点300 次。

小儿过敏性鼻炎

小儿过敏性鼻炎即小儿变应性鼻炎，是变态反应性鼻炎的简称。过敏性鼻炎是小儿较为常见的一种慢性鼻黏膜充血疾病。主要表现为鼻痒、打喷嚏、流清鼻涕、鼻塞、鼻涕倒流、夜间突然咳嗽。和感冒不同的是，过敏性鼻炎一般是在气候变化、早上起床，或吸入外界过敏性抗原时发作。2~6 岁是诱发过敏性鼻炎的高发年龄。

注意事项：给小儿防寒保暖，背部不要受凉，冬季注意戴口罩。

饮食宜忌：忌吃辛辣、生冷及易引起过敏的食物，以免刺激鼻黏膜；宜吃温肺散寒的食物，如核桃等。

小儿过敏性鼻炎推拿方法

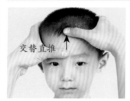

开天门： 用两手拇指自下而上交替直推天门 2~3 分钟。

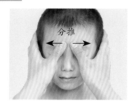

推坎宫： 两手拇指自眉心向两侧眉梢推动 2~3 分钟。

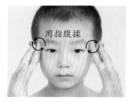

揉太阳： 用两手中指指腹揉动两侧太阳 3~4 分钟。

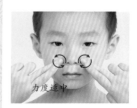

按揉迎香： 用中指指腹按揉迎香 3 分钟。

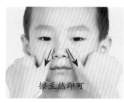

擦鼻翼： 用两手拇指桡侧缘擦鼻翼两侧，至发热为度。

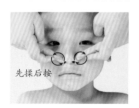

揉鼻通： 用两手中指分别置于鼻翼两侧，揉 3 按 1，操作 1 分钟。

鼻出血

　　小儿流鼻血可能是由于小儿鼻腔发炎引起的，发炎的鼻黏膜更加脆弱，非常容易出血；也可能是全身性疾病的表现，如血小板减少性紫癜等。主要表现为鼻出血或涕中带血、口干咽痛、咳嗽少痰，有的伴牙龈出血、乏力、食欲差。

　　注意事项：平时不要让小儿挖鼻孔，避免鼻黏膜损伤。鼻出血最好的方法是压迫止血，千万不要用纸卷、棉花堵塞。出血量多且压迫止血法无效时，应及时到医院就诊。

　　饮食宜忌：忌吃辛辣、刺激、燥热的食物；多吃清淡温和的食物；多喝白开水。

快速止血推拿方法

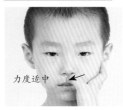

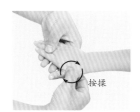

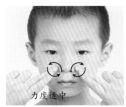

掐人中：用拇指指端掐人中 5 次。

按揉合谷：用拇指指端按揉合谷 30 次。

按揉迎香：用两手中指指腹按揉两侧迎香 50 次。

火热炽盛型

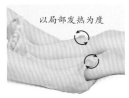

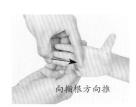

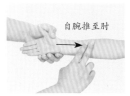

按揉足三里：用两手拇指指腹按揉两侧足三里 30~50 次。

清肺经：用拇指指腹直推肺经 300 次。

清天河水：用食、中二指指腹直推天河水 300 次。

近视

中医认为，近视因肝肾不足所致。由眼的调节器官痉挛所引起的近视，称假性近视，推拿治疗假性近视效果较好。近视主要表现为远看东西模糊，近看清楚；眼睛干涩，眼眶胀痛，久视会疲劳。

注意事项：养成良好的用眼习惯，定期检查视力，及早发现，及早干预。

饮食宜忌：注意饮食营养均衡，适量多吃蛋类、瘦肉、鱼虾、牛奶等食物；另外可多吃水果，补充维生素；忌吃辛辣刺激食物。

近视推拿方法

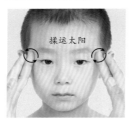

运太阳： 用双手中指指端向耳的方向揉运太阳2分钟。

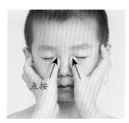

点按睛明、四白： 用拇指指腹点按睛明、四白各3分钟。

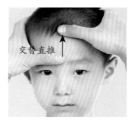

开天门： 用两手拇指自下而上交替直推天门2分钟。

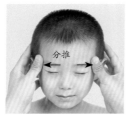

推坎宫： 两手拇指自眉心向两侧眉梢推动2~3分钟。

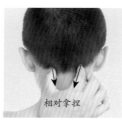

拿风池： 用力拿捏风池2~3分钟，以局部产生较强的酸胀感为佳。

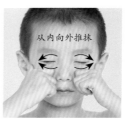

推抹眼眶： 用食指桡侧缘从内向外推抹上下眼眶各50遍。

睑腺炎

睑腺炎又称麦粒肿，是一种常见的眼睑腺体及睫毛毛囊的急性化脓性炎症，青少年多发。根据被感染的腺体部位不同，可分为外睑腺炎和内睑腺炎。

临床诊断：上下眼皮红肿隆起，形似麦粒，有的表现为眼睑上的红色硬结，有的伴有压痛感。

注意事项：手法操作宜轻柔，避免挤压患处，保持眼睑清洁。

饮食宜忌：饮食应清淡，多吃容易消化的食物，如白粥、面汤等，也可选择清热凉血的蔬果，如西瓜、苦瓜、黄瓜等；忌吃肥腻、辛辣、燥热食物，如肥肉、辣椒等。

推拿小贴士：推拿应以清肝脾之热、解毒为主。

推拿时间与次数：每天早晚各 1 次，每次约 10 分钟，6 天为 1 疗程。

睑腺炎推拿方法

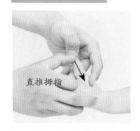

直推拇指

清脾经：用拇指指腹沿拇指指端向指根方向直推 300 次。

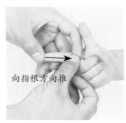

向指根方向推

清肝经：用拇指沿食指指端向指根方向直推 300 次。

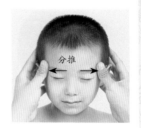

分推

推坎宫：两手拇指自眉心向两侧眉梢推动 100 次。

中耳炎

中耳炎是累及中耳（包括咽鼓管、鼓室、鼓窦及乳突气房）全部或部分结构的炎性病变，好发于儿童。可分为非化脓性及化脓性两大类。非化脓性中耳炎包括分泌性中耳炎、气压损伤性中耳炎等，化脓性中耳炎有急性和慢性之分。

临床诊断：有耳痛、耳朵发闷、听力下降、耳鸣等表现。部分孩子还有可能出现全身发热、怕冷、不爱运动、食欲减退、呕吐和腹泻。

注意事项：给孩子洗脸、洗澡时，要注意防止耳朵进水，可以用棉球塞住耳朵。若耳朵持续性流出脓液，可用棉签小心清理外耳道，以防堵塞。

饮食宜忌：饮食应清淡，可多吃芹菜、荠菜等蔬菜；忌吃肥腻、辛辣、滋补食物，如肥肉、葱、姜、辣椒等；海鲜也尽量不要吃。

推拿小贴士：按揉翳风、曲池、耳门能聪耳通窍，散风泻热。

推拿时间与次数：每天早晚各1次，每次约10分钟。

中耳炎推拿方法

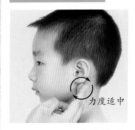

按揉翳风：用中指指腹按揉翳风3~5分钟。

力度适中

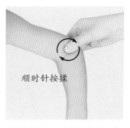

顺时针按揉

按揉曲池：用拇指指腹按揉曲池3分钟。

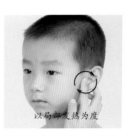

以局部发热为度

按揉耳门：用食指指腹按揉耳门2~3分钟。

小儿其他疾病

手足口病

手足口病是由肠道病毒引起的传染病，多发生于 5 岁以下小儿，表现为口痛，厌食，低热，手、足、口腔等部位出现小疱疹或小溃疡。多数患儿 1 周左右可自愈，少数患儿可引起心肌炎、肺水肿、无菌性脑膜炎等并发症。

临床诊断：发热、咳嗽、流涕、口痛、厌食、恶心呕吐，发热 1~2 小时内手、足、口腔等部位出现小疱疹或小溃疡。

注意事项：手足口病是传染性疾病，因此操作时需要与其他小儿隔离。操作结束后，操作者应洗手消毒。

饮食宜忌：小儿发病期间应饮食清淡，多喝开水；忌食辛辣刺激的食物。

推拿小贴士：治疗手足口病以清热解毒、凉血透疹为主。

推拿时间与次数：每天 1~2 次，每次约 10 分钟。

手足口病推拿方法

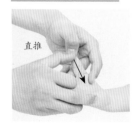

清脾经： 用拇指沿拇指指端向指根方向直推300 次。

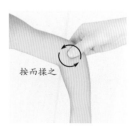

按揉曲池： 用拇指指腹按揉曲池 2~3 分钟。

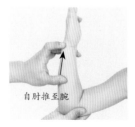

退六腑： 用拇指指腹从肘横纹向腕横纹直推 3 分钟。

佝偻病

　　佝偻病即维生素 D 缺乏性佝偻病，是由于婴幼儿、儿童、青少年体内维生素 D 不足，引起钙、磷代谢紊乱，从而产生的一种以骨骼病变为特征的全身、慢性、营养性疾病。主要表现为小儿胸骨向前突出，肋骨外翻，肋串珠，形似鸡胸，后背如龟背弓起，方颅，下肢弯曲，骨骼发育畸形。

　　注意事项：对于病情较重的小儿不要让其过早站立或走路，以预防骨骼畸形或损伤。

　　饮食宜忌：饮食上，鼓励母乳喂养新生儿，若母乳较少或没有母乳，应尽可能喂维生素 A、维生素 D 强化奶粉；较大婴儿（6 个月以上）要注意添加辅食，比如蔬菜、水果等。

佝偻病推拿方法

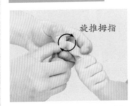

补脾经： 用拇指指腹旋推脾经 400 次。

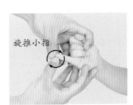

补肾经： 用拇指指腹旋推肾经 400 次。

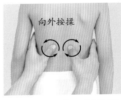

揉脾俞、胃俞： 用拇指按揉脾俞、胃俞各 100 次。

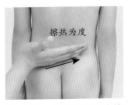

擦八髎： 用手掌侧端擦八髎 3~5 分钟。

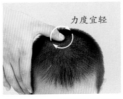

按揉百会： 用拇指指端按揉百会 50 次。

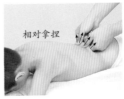

捏脊： 用两手拇指和食指由下向上捏脊 4 分钟。

遗尿

遗尿俗称尿床，是指 3 岁以上的小儿在睡眠中不能自主控制排尿的一种病症。中医认为，小儿遗尿多为先天肾气不足、下元虚冷所致。另外，由于各种疾病引起的脾肺虚损、气虚下陷，也可能出现遗尿症。若小儿过于疲劳，夜晚睡得太熟，偶有尿床，不属病态。

注意事项：下午 4 点以后不宜过度疲劳，避免受各种刺激（过度兴奋或恐惧等）。夜间以侧卧入睡为佳，不憋尿。

饮食宜忌：晚饭要清淡，少吃流质食物，晚饭后尽量少饮水。

肾气不足型

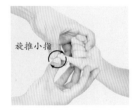

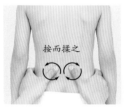

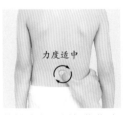

补肾经： 用拇指指腹旋推肾经 400 次。

按揉肾俞： 用拇指指腹按揉肾俞 100 次左右。

按揉命门： 用拇指指腹按揉命门 100 次左右。

脾肺气虚型

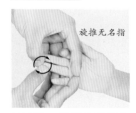

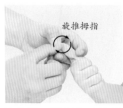

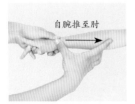

补肺经： 用拇指指腹旋推肺经 200 次。

补脾经： 用拇指指腹旋推脾经 400 次。

推三关： 用拇指桡侧面或食、中二指指面自腕向肘推上三关 300 次。

贫血

贫血是指血液中红细胞数量减少，或血红蛋白含量降低，伴有面色苍白、四肢无力、精神倦怠等症状，甚至影响孩子的体格发育。中医认为，小儿贫血是因小儿脾胃虚弱，气血生化不足造成的，所以推拿治疗重在刺激造血系统功能，改善虚弱体质。

临床诊断：一般表现为皮肤、黏膜逐渐苍白或苍黄，以口唇、口腔黏膜及甲床最为明显。易感疲乏无力，易烦躁哭闹或精神不振，不爱活动，食欲减退。

注意事项：操作时手法宜轻，时间宜长。小儿贫血抵抗力差，应注意防治感染，饮食上要保证营养均衡。

饮食宜忌：多吃铁含量较高且易吸收的食物，如动物肝脏、鱼、菠菜等；少吃碱性食物，如海带、核桃、红薯等，因为这类食物不利于铁的吸收。

推拿小贴士：推拿治疗主要以健脾补肾、益气养血为主。

推拿时间与次数：每天 1 次，每次约 10 分钟。

贫血推拿方法

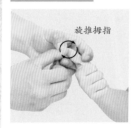

旋推拇指

补脾经：用拇指指腹顺时针旋推脾经 400 次。

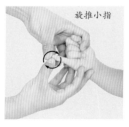

旋推小指

补肾经：用拇指指腹顺时针旋推肾经 400 次。

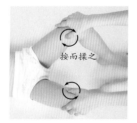

按而揉之

按揉血海：用拇指与其余四指相对拿住血海和其对侧按揉 30~50 次。

盗汗

　　盗汗是指小儿睡时汗出，醒后即收，收后无恶寒，反而觉得热的现象。主要表现为心烦少寐、口干、神疲、夜不宁睡、磨牙、说梦话、烦躁等症状。

　　注意事项：对于小儿的各种急慢性疾病，要特别注意做好病后的调理工作，让小儿尽快恢复健康。注意给小儿勤换衣服，勤擦身洗澡，并保持皮肤干爽。

　　饮食宜忌：忌吃辛辣等刺激性食物；多吃新鲜水果和蔬菜；多喝白开水。

脾胃积热型

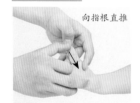
向指根直推

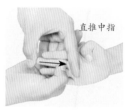
直推中指

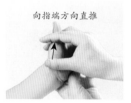
向指端方向直推

清脾经：用拇指指腹沿拇指指端向指根方向直推脾经200~400次。

清心经：用拇指指腹直推心经200次。

清胃经：用拇指指腹自掌根向指端直推胃经100次。

阴虚内热型

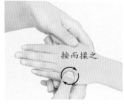
按而揉之

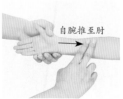
自腕推至肘

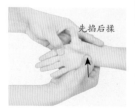
先掐后揉

按揉上马：用拇指指腹按揉上马100次。

清天河水：用食、中二指指面自腕向肘直推天河水100次。

掐揉小天心：用拇指指端掐揉小天心50次。

小儿惊风

小儿惊风是小儿时期较常见的中枢神经系统异常的紧急症状，任何季节均可发生，一般以 1~5 岁小儿较为多见，年龄越小，发病率越高。小儿惊风多突然发病，出现高热、神昏、惊厥、喉间痰鸣、两眼上翻、凝视、斜视，可持续几秒至数分钟。严重者可反复发作甚至呈持续状态而危及生命。

注意事项：高热不退，要立即去医院，不得贻误；惊风时不可乱摇乱晃；保证小儿安静休息，避免刺激；小儿抽搐时，不可强行牵拉，以防拉伤筋骨。

饮食宜忌：保证饮食卫生和安全，多吃新鲜食物；忌吃变质过期食物；海鲜也尽量少吃。

急惊风型

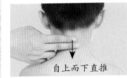
自上而下直推

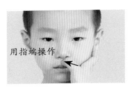
用指端操作

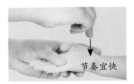
节奏宜快

推天柱骨：用食、中二指或拇指指面蘸水后，自上而下直推天柱骨 100 次。

掐印堂、人中：用拇指指端掐印堂、人中各 10 次。

捣小天心：用中指指端捣小天心 100~200 次。

慢惊风型

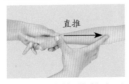
直推

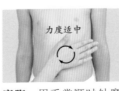
力度适中

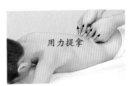
用力提拿

推三关：用拇指推上三关 100 次。

摩腹：用手掌顺时针摩腹 5 分钟。

捏脊：用两手拇指、食指沿脊柱两侧从下向上推进，边推边捏拿皮肤，操作 3~6 遍。

小儿肥胖症

　　小儿肥胖症是指体内脂肪积聚过多，体重超过按身长计算的平均标准体重 20% 的儿童，是常见的营养性疾病之一。中医认为，小儿肥胖是暴饮暴食、劳逸不当等使脾胃运化功能失常、痰湿积聚于体内所致。主要表现为食欲极好，喜食油腻、甜食，懒于活动，体态肥胖，皮下脂肪丰厚，面颊、肩部、乳房、腹壁脂肪积聚明显。

　　注意事项：每次推拿以全身微热、面红、汗出为佳。日常生活中宜加强小儿多种形式的体能运动。

　　饮食宜忌：宜食富含蛋白质和维生素、矿物质食物，如鱼、瘦肉、蛋类、新鲜水果蔬菜；限制高热量、高脂肪、高胆固醇食物，如肥肉、动物内脏、油炸食物等；限制精细主食的摄入。

小儿肥胖症推拿方法

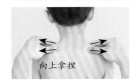

拿肩井：用两手拇指分别与其余四指相对拿住肩井，轻快向上拿起 2 分钟。

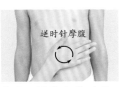

摩腹：用掌心逆时针摩腹 5 分钟。

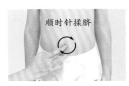

揉脐：用中指指腹在肚脐处轻轻揉动 2 分钟。

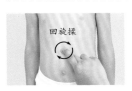

揉中脘：用中指或拇指指腹回旋揉中脘 4 分钟。

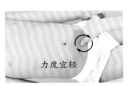

揉关元：用拇指指腹轻揉关元 1 分钟。

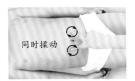

揉天枢：把食指和中指分别置于两侧天枢，同时揉 1~3 分钟。

儿童多动综合征

儿童多动综合征又称轻微脑功能障碍综合征，是儿童时期一种较常见的行为异常性疾患。婴儿期多表现为哭闹、烦躁、睡眠差；幼儿期和学龄期表现为注意力不集中、活动过度、冲动任性、情绪不稳、自控力差，并伴有学习障碍，但智力正常或基本正常。

注意事项：给予小儿良好的教育和正确的心理疏导，不可在精神上施加压力，以免引起小儿逆反情绪。

饮食宜忌：饮食宜清淡而富有营养，少食甜品及肥腻、辛辣食物。

儿童多动综合征推拿方法

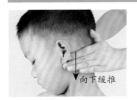

推桥弓：用食指、中指自耳后乳突沿胸锁乳突肌缓慢推向胸锁关节 20 次。

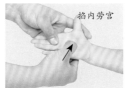

黄蜂出洞：用拇指指端掐内劳宫、总筋各 10 次，然后用两手拇指自掌后纹中（总筋）向两旁分推大横纹 30 次。

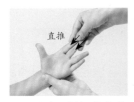

心肝同清：用拇指指腹沿小儿食、中二指指端向指根方向直推 3 分钟。

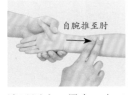

清天河水：用食、中二指指腹自腕向肘直推天河水 100~300 次。

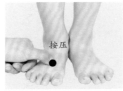

按太冲：用拇指指腹按压太冲 3 秒，放松，反复操作 20 次。

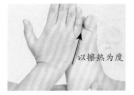

擦涌泉：用手掌侧面横擦涌泉 2 分钟，以皮肤发热为宜。